Kohlhammer

Die Autorin

Dr. phil. Renate Fischer, Dipl.-Pflegepädagogin (FH), ist als stellvertretende Schulleiterin der Schule für Pflegeberufe am Bildungscampus Koblenz, Katholisches Klinikum Koblenz · Montabaur tätig.

Für Eberhard

Renate Fischer

Problemorientiertes Lernen in Theorie und Praxis

Leitfaden für Gesundheitsfachberufe

2., erweiterte und überarbeitete Auflage

Verlag W. Kohlhammer

Dieses Werk einschließlich aller seiner Teile ist urheberrechtlich geschützt. Jede Verwendung außerhalb der engen Grenzen des Urheberrechts ist ohne Zustimmung des Verlags unzulässig und strafbar. Das gilt insbesondere für Vervielfältigungen, Übersetzungen, Mikroverfilmungen und für die Einspeicherung und Verarbeitung in elektronischen Systemen.

Die Wiedergabe von Warenbezeichnungen, Handelsnamen und sonstigen Kennzeichen in diesem Buch berechtigt nicht zu der Annahme, dass diese von jedermann frei benutzt werden dürfen. Vielmehr kann es sich auch dann um eingetragene Warenzeichen oder sonstige geschützte Kennzeichen handeln, wenn sie nicht eigens als solche gekennzeichnet sind.

Es konnten nicht alle Rechtsinhaber von Abbildungen ermittelt werden. Sollte dem Verlag gegenüber der Nachweis der Rechtsinhaberschaft geführt werden, wird das branchenübliche Honorar nachträglich gezahlt.

Dieses Werk enthält Hinweise/Links zu externen Websites Dritter, auf deren Inhalt der Verlag keinen Einfluss hat und die der Haftung der jeweiligen Seitenanbieter oder -betreiber unterliegen. Zum Zeitpunkt der Verlinkung wurden die externen Websites auf mögliche Rechtsverstöße überprüft und dabei keine Rechtsverletzung festgestellt. Ohne konkrete Hinweise auf eine solche Rechtsverletzung ist eine permanente inhaltliche Kontrolle der verlinkten Seiten nicht zumutbar. Sollten jedoch Rechtsverletzungen bekannt werden, werden die betroffenen externen Links soweit möglich unverzüglich entfernt.

Zur leichteren Orientierung im Text:

 Definition

 Merke

 Fallbeispiel

 Einordnung in das Curriculum

 Pflegediagnosen

 Lernergebnisse/Ressourcen

 Zeitplanung

2., erweiterte und überarbeitete Auflage 2021

Alle Rechte vorbehalten
© W. Kohlhammer GmbH, Stuttgart
Gesamtherstellung: W. Kohlhammer GmbH, Stuttgart

Print:
ISBN 978-3-17-038338-8

E-Book-Formate:
pdf: ISBN 978-3-17-038339-5
epub: ISBN 978-3-17-038340-1
mobi: ISBN 978-3-17-038341-8

Geleitwort

Vor dem Hintergrund des neuen Pflegeberufegesetzes mit der entsprechenden Ausbildungs- und Prüfungsverordnung ist Problemorientiertes Lernen (POL) als didaktisches und curriculares Konzept aktueller denn je! So ist es auch kein Zufall, dass genau zu diesem Zeitpunkt die zweite vollständig überarbeitete und erweiterte Auflage des Buches »Problemorientiertes Lernen in Theorie und Praxis« erscheint.

16 Jahre sind seit dem Ersterscheinungsjahr 2004 vergangen. Den Ursprung hatte das Buch seinerzeit in einer exzellenten Diplomarbeit im Fachbereich Gesundheit und Pflege, die von mir betreut wurde. In meinem Gutachten hatte ich damals formuliert: »Die Arbeit überzeugt in allen Teilen. Sie kann als Grundlagenarbeit zu Überlegungen systematischer Implementierung problemorientierten Lernens in die deutsche Pflegeausbildung betrachtet werden.«

Als die erste Auflage erschien, betrat die Pflegeausbildung mit der Abkehr von einem fächerstrukturierten Curriculum hin zu handlungs-, lernfeld- und kompetenzorientiertem Lehren und Lernen pädagogisch-didaktisches Neuland. Nun stand die pflegerische Handlung im Mittelpunkt, nicht mehr die Aneinanderreihung von Fächern. »Fälle« bildeten diese Handlungen curricular und didaktisch ab, das POL war zugleich curriculares, didaktisches und methodisches Konzept.

Mit dem Pflegeberufegesetz und den auf ihm basierenden Rahmenlehrplänen der Fachkommission auf Bundesebene findet dieser Ansatz seine konsequente Weiterführung im curricularen Rahmen einer generalistischen Ausbildung. Die zugrundeliegenden curricularen Konstruktionsprinzipien rücken Pflegeprozess und Pflegesituation absolut prominent in den Fokus. Aus bildungswissenschaftlicher Sicht ist dabei besonders anmerkenswert, dass es sich nicht nur um eine nochmals verschärfte Fokussierung auf Pflegeprozess und -situation handelt, sondern dass die Bedeutung gerade des »klassischen« didaktischen Prinzips der Exemplarik im Sinne der kategorialen Bildung nach Wolfgang Klafki eine unmittelbare und unverzichtbare Aktualität erfährt.

Frau Dr. Fischer beschreibt mit dieser zweiten Auflage diese Entwicklung theoretisch fundiert und zugleich absolut praxistauglich. Teil II des Buches ist quasi das historische Bindeglied zwischen 2004 und 2020, Teil III konkretisiert am Beispiel von zwölf problemorientierten Lerneinheiten Umsetzung bzw. Implementierung.

Liebe Leserinnen und Leser, vor Ihnen liegt ein Buch, dem ich schon jetzt mit großer Überzeugung prognostiziere, zu einem absoluten Standardwerk der pflegerischen Fachdidaktik zu werden. Machen Sie sich an die Arbeit der Umsetzung, damit können Sie einen wesentlichen Beitrag zu einer hochwertigen Ausbildungsqualität in der Pflege leisten.

Prof. Dr. phil. Susanne Schewior-Popp
Katholische Hochschule Mainz
Fachbereich Gesundheit und Pflege

Vorwort

Liebe Leserin, lieber Leser,
die Ausbildung in der Pflege hat unlängst einen neuen gesetzlichen Rahmen erhalten. Aus drei ursprünglichen Berufen wird nun ein Beruf: der Beruf der Pflegefachfrau bzw. des Pflegefachmannes. Damit verbunden sind aber nicht nur eine neue Berufsbezeichnung, sondern erstmalig auch bundesweit anzuwendende Rahmenlehr- und Ausbildungspläne nach § 53 Pflegeberufegesetz. Die Veränderungen, die hier richtungsweisend sind, dürfen sich jedoch nicht in formalen Aspekten erschöpfen. Sie müssen mit Inhalten gefüllt werden, welche die generalistische Pflege zukunftsweisend gestalten.

Die erste Auflage dieses Buches ist 2004 erschienen, unmittelbar nach Inkrafttreten des damals neuen Krankenpflegegesetzes von 2002 und angepasst an die damaligen Ausbildungsbedingungen. Die Frage ist nun, passt das Problemorientierte Lernen noch in die neue, generalistische Pflegeausbildung? Ich denke ja und vielleicht sogar besser als je zuvor. Problemorientiertes Lernen im Sinne des Problem-based-Learning-Konzepts ist exemplarisches Lernen, geht von konkreten Pflegesituationen aus, ist schüleraktives Lernen und eine handlungsorientierte Vermittlungsmethode – ganz im Sinne des Pflegeberufegesetzes und der Rahmenlehrpläne.

Problemorientiertes Lernen ist darüber hinaus ein Ansatz, der für sich beansprucht, viele Forderungen an zeitgemäße Vermittlungsmethoden in sich zu vereinen. Problemorientiertes Lernen versteht Lernen als das Resultat der aktiven Auseinandersetzung der Lernenden mit komplexen, praxisnahen Situationen. Situationen, die problembehaftet sind, die nicht aus der Routine bewältigt werden können und denen sich Pflegende im beruflichen Alltag täglich stellen müssen. Das vorliegende Buch richtet sich in erster Linie an Lehrer in den Berufen im Gesundheitswesen, insbesondere in der Pflegeausbildung. Es bietet ihnen sowohl einen theoretischen Begründungsrahmen als auch konkrete Vorschläge zur Umsetzung der Methode, jeweils unter Berücksichtigung der individuellen Rahmenbedingungen. Auch bereits POL-erfahrene Kollegen finden hoffentlich noch Anregungen und Ideen, z. B. für die Erstellung von Fallbeispielen.

»Problemorientiertes Lernen in Theorie und Praxis« ist im ersten Teil aus einer Diplomarbeit zum Thema »Chancen und Grenzen des problemorientierten Lernens am Beispiel des Hygieneunterrichts in der Pflegeausbildung« an der Katholischen Fachhochschule in Mainz entstanden. Frau Prof. Dr. Susanne Schewior-Popp, die die Arbeit betreut und eine Veröffentlichung angeregt hat, sei an dieser Stelle herzlich gedankt.

Die Ergebnisse der Diplomarbeit sowie des damit verbundenen Praxisprojekts bildeten 2001 den Anstoß zur Implementierung des problemorientierten Lernens als ergänzende Methode in die Pflegeausbildung am Bildungscampus Koblenz. So sind Teil II und III des Buches aus den Erfahrungen entstanden, die mit der Einführung und Umsetzung der Methode in nunmehr 19 Jahren gewonnen wurden. »Problemorientiertes Lernen in Theorie und Praxis« ist insofern als ein Prozess zu sehen, der ständig evaluiert und weiterentwickelt wurde und auch jetzt nicht als abgeschlossen betrachtet werden soll.

Mein Dank gilt an dieser Stelle allen, die über so viele Jahre hinweg mit mir gemeinsam die Methode und ihre Umsetzungsvarianten immer wieder evaluiert, an sich verändernde Bedingungen angepasst und immer wieder neue Wege der Umsetzung gefunden haben: Der Leitung des Bildungscampus, die Innovationen stets unterstützt, den ehemaligen und aktuellen Auszubildenden, die über so viele Jahre hinweg mit uns die Methode immer wieder kritisch konstruktiv diskutiert haben und meinen Kollegen, die mir ihre bewährten Fallbeispiele für diese Veröffentlichung zur Verfügung gestellt haben. Euch und Ihnen allen ein herzliches Dankeschön!

Als Autorin wünsche ich mir Leserinnen und Leser, die sich mit den angesprochenen Inhalten kritisch auseinandersetzen und einen fachlichen Diskurs beginnen. Nur mit ihrer konstruktiven Rückmeldung kann es gelingen, die weitere Entwicklung problemorientierten Lernens in der Pflegeausbildung voran zu bringen.

Heilberscheid, im Frühjahr 2020   Renate Fischer

Inhaltsverzeichnis

Geleitwort 5

Vorwort 7

Teil I: **Problemorientiertes Lernen – Lerntheoretischer Begründungsrahmen und Umsetzungsmöglichkeiten einer Unterrichtsform** 15
- 1 Problemorientiertes Lernen in der Berufsausbildung 17
  - 1.1 Problemorientiertes Lernen als didaktische Grundorientierung 17
  - 1.2 Problemlösendes Lernen in der Pflegeausbildung als wesentliche Qualifikation für die Zukunft 18
  - 1.3 Konzept des lebenslangen Lernens 20
  - 1.4 Vermittlung von Problemlösefähigkeit in der Ausbildung 21
  - 1.5 Fazit 23
- 2 Problemorientiertes Lernen im Sinne des Problem-based-Learning-Konzepts 23
  - 2.1 Geschichte des Problem-based Learning ... 24
  - 2.2 Ziele des Problem-based Learning 25
  - 2.3 Problemorientiertes Lernen nach niederländischem Vorbild 26
  - 2.4 Enquiry-based-Learning im Pflegestudium an der englischen University of Southampton 31
  - 2.5 Issue-based-Learning im Studiengang Sozialarbeit an der australischen University of New South Wales 35
  - 2.6 Fazit 37
- 3 Implementierung von Problem-based Learning ... 41
  - 3.1 POL-Projekt am Klinikum Neubrandenburg 42
  - 3.2 Überlegungen zur Einführung von Problem-based Learning in die deutsche Pflegeausbildung 43
  - 3.3 Fazit 45

4		Lerntheoretischer und didaktischer Begründungsrahmen problemorientierten Lernens	45
	4.1	Konstruktivistische Ansätze in der Pädagogik	46
	4.2	Kompetenzentwicklung und Schlüsselqualifizierung	51
	4.3	Handlungsorientierter Unterricht	56
	4.4	Fazit	61
5		Fallbeispiele – Schlüsselelement zum problemorientierten Lernen	62
	5.1	Entwicklung von Fallbeispielen an der Harvard Medical School	64
	5.2	Planung von problemorientierten Lerneinheiten und Entwicklung von Fallbeispielen in der Pflegeausbildung	65
	5.3	Inhaltsentscheidungen bei der Gestaltung von Fallbeispielen	67
	5.4	Fazit	69
6		Das Projekt »POL im Fach Hygiene und medizinische Mikrobiologie«	69
	6.1	Vorbereitung der Unterrichtseinheit	70
	6.2	Durchführung der Unterrichtseinheit	82
	6.3	Auswertung der Unterrichtseinheit	86
	6.4	Fazit	92

Teil II: Umsetzung problemorientierten Lernens in der generalistischen Pflegeausbildung **93**

7		Problemorientiertes Lernen als komplementäre Methode	93
	7.1	Problemorientiertes Lernen im Kontext der Rahmenlehrpläne nach § 53 Pflegeberufegesetz (PflBG)	93
	7.2	Rahmenbedingungen für problemorientiertes Lernen in der Pflegeausbildung	95
	7.3	Organisation problemorientierter Lerneinheiten in der Pflegeausbildung	97
	7.4	Der »modifizierte Siebensprung« für die Pflegeausbildung	101
	7.5	Lernerfolgskontrolle im problemorientierten Lernen	107
	7.6	Prozessevaluation im problemorientierten Lernen	108
	7.7	Entscheidungen, die mit der Einführung problemorientierten Lernens einhergehen	110

Teil III: Problemorientierte Lerneinheiten ... 113

- 8 Hinweise zur Anwendung der Unterrichtsbeispiele ... 114
  - 8.1 Fallbeispiel ... 114
  - 8.2 Einordnung in das Curriculum ... 114
  - 8.3 Pflegediagnosen ... 115
  - 8.4 Erwünschte Lernergebnisse ... 116
  - 8.5 Zeitplanung ... 117
- 9 Unterstützung bei der Hilfsmittelversorgung im Zusammenhang mit dem Hören bei einem 70-jährigen Mann ... 118
  - 9.1 Fallbeispiel ... 118
  - 9.2 Einordnung in das Curriculum und Pflegediagnosen ... 119
  - 9.3 Lernergebnisse/Ressourcen ... 120
  - 9.4 Zeitplanung und Zusatzelemente ... 121
- 10 Unterstützung bei der Nahrungsaufnahme am Beispiel eines 23-jährigen Mannes nach einem Skiunfall ... 122
  - 10.1 Fallbeispiel ... 122
  - 10.2 Einordnung in das Curriculum und Pflegediagnosen ... 123
  - 10.3 Lernergebnisse/Ressourcen ... 124
  - 10.4 Zeitplanung und Zusatzelemente ... 125
- 11 Postoperative Versorgung einer 75-jährigen Frau am Beispiel einer Hüftvollprothesen-Operation bei Koxarthrose ... 126
  - 11.1 Fallbeispiel ... 126
  - 11.2 Einordnung in das Curriculum und Pflegediagnosen ... 127
  - 11.3 Lernergebnisse/Ressourcen ... 129
  - 11.4 Zeitplanung und Zusatzelemente ... 129
- 12 Pflegerische Versorgung eines 62-jährigen Mannes mit chronischer Herzinsuffizienz ... 130
  - 12.1 Fallbeispiel ... 130
  - 12.2 Einordnung in das Curriculum und Pflegediagnosen ... 131
  - 12.3 Lernergebnisse/Ressourcen ... 133
  - 12.4 Zeitplanung und Zusatzelemente ... 133
- 13 Pflegerische Versorgung eines 3-jährigen Mädchens mit obstruktiver Bronchitis ... 134
  - 13.1 Fallbeispiel ... 134
  - 13.2 Einordnung in das Curriculum und Pflegediagnosen ... 135
  - 13.3 Lernergebnisse/Ressourcen ... 136
  - 13.4 Zeitplanung und Zusatzelemente ... 137

14	Beratung einer 76-jährigen Frau mit chronischen Obstipationsbeschwerden in der häuslichen Pflege	137
14.1	Fallbeispiel	138
14.2	Einordnung in das Curriculum und Pflegediagnosen	139
14.3	Lernergebnisse/Ressourcen	140
14.4	Zeitplanung und Zusatzelemente	141
15	MRSA-Sanierung am Beispiel einer 90-jährigen Bewohnerin mit demenzieller Erkrankung in der stationären Langzeitpflege	141
15.1	Fallbeispiel	141
15.2	Einordnung in das Curriculum und Pflegediagnosen	142
15.3	Lernergebnisse/Ressourcen	144
15.4	Zeitplanung und Zusatzelemente	144
16	Regionale Unterstützungsangebote für ältere Menschen	145
16.1	Fallbeispiel	145
16.2	Einordnung in das Curriculum und Pflegediagnosen	147
16.3	Lernergebnisse/Ressourcen	148
16.4	Zeitplanung und Zusatzelemente	149
17	Pflegerische Versorgung eines 2-jährigen Jungen mit akuter infektiöser Gastroenteritis	149
17.1	Fallbeispiel	149
17.2	Einordnung in das Curriculum und Pflegediagnosen	151
17.3	Lernergebnisse/Ressourcen	152
17.4	Zeitplanung	153
18	Pflegerische Versorgung eines onkologisch erkrankten Menschen am Beispiel eines 51-jährigen Mannes mit einem Larynxkarzinom	153
18.1	Fallbeispiel	153
18.2	Einordnung in das Curriculum und Pflegediagnosen	154
18.3	Lernergebnisse/Ressourcen	156
18.4	Zeitplanung und Zusatzelemente	157
19	Gesundheitsförderung bei einer 34-jährigen Frau mit chronischer Niereninsuffizienz und Dialysetherapie	157
19.1	Fallbeispiel	158
19.2	Einordnung in das Curriculum und Pflegediagnosen	159
19.3	Lernergebnisse/Ressourcen	160
19.4	Zeitplanung und Zusatzelemente	162

20	Palliative Pflege am Beispiel einer 47-jährigen Frau mit Brustkrebs	162
20.1	Fallbeispiel	162
20.2	Einordnung in das Curriculum und Pflegediagnosen	164
20.3	Lernergebnisse/Ressourcen	165
20.4	Zeitplanung und Zusatzelemente	166

Literatur- und Quellenverzeichnis **167**

Stichwortverzeichnis **171**

Teil I: Problemorientiertes Lernen – Lerntheoretischer Begründungsrahmen und Umsetzungsmöglichkeiten einer Unterrichtsform

Einleitung

Problemorientiertes Lernen im Sinne des Problem-based Learning-Konzepts ist ein Ansatz, der seit vielen Jahren, ausgehend von der McMaster University im kanadischen Hamiliton/Ontario, international in der Hochschulausbildung etabliert ist. Seine Wurzeln hat das Problem-based-Learning-Konzept im Medizinstudium, wo es entwickelt wurde, um isoliertes, disziplinäres Wissen in eine interdisziplinäre Ausbildung zu integrieren, die Lernenden in selbstständiges Problemlösen einzuführen und gleichzeitig die Anwendung von Wissen und Können bereits im Lernprozess zu fördern (vgl. Klauser 1998, S. 273–274). Als erste europäische Universität übernahm die Medizinische Fakultät der Rijksuniversiteit Limburg in Maastricht 1979 das Konzept als zentrale Lernform.

Wie zahlreiche Veröffentlichungen zeigen, hat das Problem-based-Learning-Konzept auch in die pädagogische Diskussion hierzulande Einzug gehalten. Als Ansatz, dessen Grundannahmen, Zielformulierungen und Gestaltungsgrundsätze sowohl große Nähe zu aktuellen Themen der Berufsausbildung wie Kompetenzentwicklung, Schlüsselqualifizierung und Handlungsorientierung als auch zum Ansatz des konstruktivistischen Wissenserwerbs haben, scheint das Problem-based-Learning-Konzept eine Antwort auf vielfältige Probleme von Bildung und Ausbildung zu bieten (vgl. Klauser 1998, S. 275 und Kohler 1998, S. 10–18).

Traditionell gestaltete Lernumgebungen mit strukturorientiertem Vorgehen, strengen Fächergrenzen und Lernen als vorwiegend rezeptivem Prozess werden offensichtlich nicht mehr als geeignet angesehen, um Auszubildende auf eine Arbeitswelt vorzubereiten, in der die Halbwertszeit von Wissen stetig abnimmt und ein ständiger Wandel der situativen Herausforderungen stattfindet. Gefragt ist neben Kreativität, Flexibilität und Problemlösungsfähigkeit vor allem die Entwicklung von persönlichen und sozialen Kompetenzen. Diese Kompetenzen, davon wird ausgegangen, entwickeln sich im Besonderen durch problembezogenes, reflektierendes Lernen. Zudem fördert die selbstständige und multiperspektivische Auseinandersetzung mit Inhalten sowohl das Prinzip des lebenslangen Lernens als Voraussetzung, sich ein Berufsleben lang situativ auf die jeweils aktuellen Erfordernisse einzustellen, als auch die Fähigkeit zu Transferleistungen (vgl. Dohmen 1996, S. 3–4, Kommission der Europäischen Gemeinschaften 2000, S. 3–8).

Diese Ziele von Lernen und beruflicher Bildung sind in besonderem Maße auch für die Pflege von Bedeutung. Im Gesundheitswesen spiegeln sich die gesellschaftlichen Entwicklungen mit den Grenzen der Finanzierbarkeit des sozialen Systems und einer »zunehmende[n] Verdrängung gemeinwesenbezogener Werteorientierung« (Dohmen 1996, S. 2) besonders eindrücklich wider.

Auch die berufliche Pflege kann sich diesen Veränderungen nicht entziehen und gibt mit dem Bestreben, das pflegerische Handeln als einen eigenständigen Beitrag der Gesundheitsversorgung zu gestalten, Denkanstöße für eine Neuorientierung der Pflegeausbildung. Die Umstrukturierungen im Gesundheitswesen, der medizinische Fortschritt und die Weiterentwicklung der Pflegewissenschaft – hierzulande eingeleitet durch die Akademisierung der Pflege zu Beginn der 90er-Jahre – erfordern Pflegepersonen, die fähig sind, diese Veränderungen verantwortlich mitzugestalten. Dazu sind Kompetenzen, wie vorher beschrieben, und die Fähigkeit erforderlich, sich selbst Wissen anzueignen und dieses situationsbezogen einzusetzen (vgl. Bögemann-Großheim u. a. 1999, S. 4). Auch wenn der beruflichen Fort- und Weiterbildung im Sinne des lebenslangen Lernens hier ein hoher Stellenwert zukommt; die Grundlage dazu muss bereits in der Ausbildung geschaffen werden.

Teil I: Theoretische Grundlagen und Praxisprojekt

»Problemorientiertes Lernen in Theorie und Praxis« besteht aus drei Teilen. Teil I geht zunächst auf verschiedene Umsetzungsvarianten des problemorientierten Lernens im Sinne des Problem-based-Learning-Konzepts ein. Gestaltungsmöglichkeiten aus den Niederlanden, England, Australien sowie ein Implementierungsprojekt aus Deutschland werden vorgestellt und miteinander verglichen. Nachfolgend wird der Ansatz des problemorientierten Lernens in seinen lerntheoretischen und didaktischen Begründungsrahmen eingeordnet. Hierzu werden konstruktivistische Ansätze, handlungsorientierter Unterricht sowie Konzepte zur Kompetenzentwicklung und Schlüsselqualifizierung dargestellt und diskutiert. Im Anschluss an die theoretischen Vorüberlegungen erfolgt die Beschreibung eines POL-Projektes, welches im Rahmen der Diplomarbeit 2001 durchgeführt wurde. Das Projekt mit dem Thema »POL im Fach Hygiene und medizinische Mikrobiologie« wird in Vorbereitung, Durchführung und Evaluation dargestellt.

Teil II: Umsetzung des POL in der generalistischen Pflegeausbildung

Teil II des Buches analysiert zunächst die Rahmenbedingungen für problemorientiertes Lernen innerhalb der hiesigen Pflegeausbildung und im Kontext der Rahmenlehrpläne nach § 53 Pflegeberufegesetz. Nachfolgend wird dargestellt, wie POL unter den aktuellen Voraussetzungen an Pflegeschulen implementiert, geplant, umgesetzt und evaluiert werden kann.

Teil III: Praxiserprobte Fallbeispiele

Teil III ermöglicht es dem Leser, den Ansatz des problemorientierten Lernens in der eigenen Einrichtung auszuprobieren und umzusetzen. Er besteht aus 12 problemorientierten Unterrichtseinheiten, die an den Rahmenlehrplänen orientiert sind. Die POL-Lerneinheiten beinhalten größtenteils bereits praxiserprobte, aber nun an die generalistische Pflegeausbildung adaptierte Fallbeispiele, verbunden mit zu bearbeitenden Pflegediagnosen, erwarteten Lernergebnissen sowie Angaben zu Zeitmanagement und zu Zusatzelementen wie praktischen Übungen und Exkursionen.

Für die Fallbeispiele wurden Situationen mit zu pflegenden Menschen verschiedenster Altersgruppen und in unterschiedlichen Pflegesettings ausgewählt und in ihrer Komplexität an die jeweilige Ausbildungsphase angepasst.

1 Problemorientiertes Lernen in der Berufsausbildung

1.1 Problemorientiertes Lernen als didaktische Grundorientierung

Der Begriff »problemorientiertes« oder »problemlösendes Lernen« wird international für unterschiedliche methodische Ansätze verwendet. Allen gemeinsam ist, dass der Ausgangspunkt für das Lernen ein Problem ist, welches von den Lernenden in Gruppen- und/oder selbstständiger Arbeit bearbeitet wird. Das jeweilige zu bearbeitende Problem wird in Form eines Fallbeispiels geschildert. Ein solches Fallbeispiel oder eine Situationsbeschreibung kann sowohl als schriftlich geschilderter Fall als auch in Form z. B. eines Videoclips, einer CD-ROM oder in einer anderen beliebigen Form vorliegen. Problemorientiertes Lernen ist aktives Lernen und hat zum Ziel, bei den Lernenden einen Erkenntnisprozess herbeizuführen.

Problem als Ausgangspunkt für Lernen

Um sich dem Ansatz des problemorientierten Lernens nähern zu können, muss zunächst geklärt werden, wodurch ein Problem gekennzeichnet ist. Dörner spricht von einem Problem, wenn ein Individuum »sich in einem inneren oder äußeren Zustand befindet, den es aus irgendwelchen Gründen nicht für wünschenswert hält, aber im Moment nicht über die Mittel verfügt, um den unerwünschten Zustand in den wünschenswerten Zielzustand zu überführen« (Dörner 1987, S. 10).

Problem-Begriff

Ein Problem ist für ihn gekennzeichnet durch drei Faktoren:

- unerwünschter Ausgangszustand,
- erwünschter Zielzustand und
- eine Barriere, die die Transformation vom Ausgangs- in den Zielzustand verhindert.

Damit grenzt Dörner den *Unterschied zwischen Problemen und Aufgaben* insofern ab, als dass er Aufgaben als »geistige Anforderungen, für deren Bewältigung Methoden bekannt sind« (ebd., S. 10), definiert. Die Vorerfahrungen einer Person bestimmen demnach, was für sie ein Problem und was eine Aufgabe ist. Aus dieser Sicht ergibt sich, dass manche Sachverhalte für eine Person ein Problem darstellen, für eine andere lediglich eine Aufgabe sind (vgl. ebd., S. 10–11).

Werning und Kriwet differenzieren Probleme weiter in »*prinzipiell lösbare*« und »*prinzipiell unlösbare*« Probleme. Prinzipiell lösbare Probleme haben *eine* Lösung; prinzipiell unlösbare Probleme stellen die mit dem Problem konfrontierte Person vor die Situation, dass intensives Nachdenken über das Problem zu unterschiedlichen und widersprüchlichen Antworten führt. Dadurch benötigen diese Art Probleme die Entscheidung der mit der Problembearbeitung konfrontierten Person (vgl. Werning und Kriwet 1999, S. 7).

Die Problemorientierung als didaktische Grundorientierung wird von Kohler in Anlehnung an weitere Autoren so verstanden, »dass Problem- und Strukturorientierung zusammen eine Art polares Begriffspaar bilden« (Kohler 1998, S. 22) und somit Gegensätze darstellen. Ausgangspunkt für den Lernprozess beim problemorientierten Lernen bildet ein »komplexes, interessantes und intrinsisch motivierendes Problem« (ebd., S. 23), welches, angelehnt an Dewey, in einem mehrstufigen Vorgehen bearbeitet wird und in der Prüfung der erarbeiteten Lösung endet. Konträr dazu beziehen sich strukturorientierte Lernbedingungen auf die Struktur der jeweiligen Disziplin. Kohler sieht strukturorientierte Lernbedingungen für geeignet an, wenn es große Stoffmengen zu bewältigen gilt oder Lernende sich einen ersten Einblick in ein Thema in kurzer Zeit verschaffen wollen. Problemorientiertes Lernen dagegen eignet sich mehr für ein exemplarisches, entdeckendes und in die Tiefe gehendes Lernen, exemplarisches Lernen (vgl. ebd., S. 23–26).

Übersicht 1:
Problemorientiertes Lernen und strukturorientiertes Lernen als polare Gegensätze

Problemorientiertes Lernen ↔	Strukturorientiertes Lernen
• hat als Ausgangspunkt ein komplexes, fachübergreifendes Problem • ist geeignet für exemplarisches, entdeckendes und vertiefendes Lernen	• orientiert sich an der Fachstruktur einer Disziplin • ist geeignet für die Bewältigung großer Stoffmengen • eignet sich, um einen Überblick über eine Materie zu erhalten

1.2 Problemlösendes Lernen in der Pflegeausbildung als wesentliche Qualifikation für die Zukunft

These von Werning und Kriwet

Die Frage, warum in der (allgemeinbildenden) Schule problemlösend gelernt werden sollte, lässt sich mit der Aussage von Werning und Kriwet beantworten, die verdeutlicht, dass problemlösendes Lernen die wesentliche Qualifikation für die Zukunft überhaupt ist. Werning und Kriwet begründen ihre These damit, dass die wirklich wichtigen Fragestellungen der Zukunft prinzipiell unlösbare Probleme darstellen, welche Entscheidungen erfordern, und dass Jugendliche in der Schule auf die »Komplexität und Offenheit ihrer Lebenswirklichkeit« (Werning und Kriwet 1999, S. 8) vorbereitet werden müssen. Der Umgang mit Problemen sei durch den Umgang mit Unsicherheit gekennzeichnet; und genau diese Tatsache betrachten die Autoren als den Bildungswert des problemlösenden Lernens (vgl. ebd., S. 7–8).

Diese Überlegungen lassen sich gewissermaßen auf die Pflegeausbildung übertragen. Auch das gesamte Gesundheitswesen in Deutschland ist von prinzipiell unlösbaren Problemen im Sinne von Werning und Kriwet gekennzeichnet, die sich auf die Pflege auswirken und denen die Ausbildung Rechnung tragen muss. Zu nennen ist hier z. B. das Problem der zunehmenden Anzahl multimorbider alter Menschen, welches sowohl durch die höhere Lebenserwartung als auch durch den medizinischen Fortschritt bedingt ist. In Anbetracht dessen, dass die Kosten für die medizinische Behandlung von Menschen im Alter von über 80 Jahren fast sieben Mal so hoch sind als bei der Altersgruppe unter zwanzig (vgl. Wolf 2000, S. 113), gleichzeitig aber sowohl von Versicherten als auch von den Kostenträgern Beitragsstabilität gefordert wird, werden hier in näherer Zukunft Entscheidungen anstehen, die die Pflege letztlich mittragen muss. Konkrete Entscheidungen über im Grunde unlösbare Probleme werden von den Pflegenden, egal ob in der Krankenpflege, Kinderkrankenpflege oder Altenpflege tätig, aber ebenso in der täglichen Praxis gefordert, wenn beispielsweise wegen knapper Zeit- und Personalressourcen den Patientenbedürfnissen nur eingeschränkt Rechnung getragen werden kann. Auch der Wissenszuwachs in der Pflege, bedingt durch die Akademisierung und die damit einhergehende Forschung, stellen wachsende Anforderungen an die Pflegenden; sich vergrößernde Diskrepanzen zwischen Theorie und Praxis fordern Pflegepersonen begründete Entscheidungen ab.

Unlösbare Probleme erfordern problemlösendes Lernen

Definition: Gefragt ist, so Stark u. a., nicht die routinemäßige Verrichtung angeordneter Tätigkeiten, sondern die Fähigkeit:

- die gestellten Aufgaben erfolgreich zu bewältigen,
- wiederkehrende Aufgaben möglichst ökonomisch zu erledigen und
- neu sichtbar werdenden Problemen gewachsen zu sein.

Stark u. a. bezeichnen diese Fähigkeit als **Handlungskompetenz** (vgl. Stark u. a. 1995, S. 291).

Der rasche Wissenszuwachs in Pflege und Medizin zieht einerseits die schnelle Veralterung von Wissen nach sich, andererseits aber auch die immer stärkere Forderung nach Evidenz-basierter Medizin und Pflege. Die Ausbildung in den Pflegeberufen muss diese Entwicklungen berücksichtigen und die zukünftigen Berufsangehörigen darauf vorbereiten, sich mit »prinzipiell unlösbaren Problemen« adäquat auseinander zu setzen; nicht nur während ihrer Ausbildung, sondern ein Berufsleben lang. Damit ist *problemlösendes Lernen ein Zugangsweg zum Konzept des lebenslangen Lernens.*

1.3 Konzept des lebenslangen Lernens

In unserer Zeit wirken in kürzeren Abständen immer mehr Informationen auf den Menschen ein. Aus einer Flut an Informationen müssen ständig neue, relevante Aspekte ausgewählt und geprüft werden, bevor sie internalisiert und verwendet werden. Auch die in einer Berufsausbildung erworbenen Fähigkeiten reichen nicht für ein ganzes Berufsleben aus. Sie bedürfen der ständigen Auffrischung und Ergänzung (vgl. Seyd 1994, S. 23).

Seyd zeigt an den Ausführungen verschiedener Autoren auf, dass es wenig sinnvoll ist, »den Lebenslauf in einen Lern- und einen Arbeitsabschnitt zu zerlegen« (ebd., S. 23); stattdessen sollten Lern- und Arbeitsphasen einander abwechseln. Schließlich hängt die Lernfähigkeit des Menschen weniger von seinem Alter ab als vom Lerngegenstand, vom Interesse des Lernenden, von der Übung, von intellektuellen Fähigkeiten, von den vorhandenen Vorkenntnissen und besonders von seiner Motivation (vgl. ebd., S. 22–23). Dohmen sieht das lebenslange Lernen als eine natürliche Grundfunktion menschlichen Lebens. »Ohne ständiges Lernen kann der Mensch in einer komplexen, instabilen Welt nicht als selbst denkendes, sein Verhalten selbst regulierendes und das gemeinsame Ganze verantwortlich mitgestaltendes Wesen überleben« (Dohmen 1996, S. 5). Der schnelle Wandel der situativen Herausforderungen erfordere lebenslanges Lernen, dessen Förderung eine zentrale Aufgabe aller Bildungsinstitutionen sei. Deshalb betrachtet Dohmen die Förderung des selbstständigen, kompetenzentwickelnden Lernens als Zentrum aller vorhandenen Ansätze und Konzepte der Bildungspolitik. Für ihn steht in erster Linie die Entwicklung der für Problemlösungen notwendigen Kompetenzen wie *Analyse-, Interpretations- und Integrationsfähigkeit* im Vordergrund. Diese Kompetenzen entwickeln sich vor allem durch problembezogen-reflektierendes Lernen (vgl. ebd., S. 1–6).

Memorandum der Kommission der EG

Die Kommission der Europäischen Gemeinschaften hat im Oktober 2000 ein Memorandum über lebenslanges Lernen veröffentlicht. In den Schlussfolgerungen des Europäischen Rats von Lissabon wurde festgestellt, dass Europa sich auf dem Weg in das Zeitalter des Wissens befindet und dass dies Konsequenzen für das kulturelle, soziale und wirtschaftliche Leben nach sich zieht, die eine *Änderung eingefahrener Handlungsmuster erforderlich* machen. Es wird bekräftigt, dass der »erfolgreiche Übergang zur wissensbasierten Wirtschaft und Gesellschaft mit einer Orientierung zum lebenslangen Lernen einhergehen muss« (Kommission der Europäischen Gemeinschaften 2000, S. 3). *Lebenslanges Lernen* soll zum *Grundprinzip* werden, an dem sich Lernen in allen Kontexten ausrichtet, damit alle Europäer gleiche Chancen haben, an der Gestaltung der Zukunft Europas mitzuwirken (vgl. ebd., S. 3).

Für die hohe Priorität, die dem lebenslangen Lernen eingeräumt wird, werden zwei Gründe angegeben:

1. Der Zugang zu aktuellen Informationen und aktuellem Wissen sowie die Motivation und Befähigung zur Nutzung dieser Ressourcen sind der Schlüssel zur Stärkung der Wettbewerbsfähigkeit und zur Verbesserung von Beschäftigungsfähigkeit und Anpassungsfähigkeit der Arbeitskräfte.
2. Europäer leben in einem komplexen sozialen und politischen Umfeld und müssen lernen, mit kultureller, ethnischer und sprachlicher Vielfalt umzugehen. Bildung ist der Schlüssel, diesen Herausforderungen zu begegnen (vgl. ebd. S. 5–6).

Die Kommission der Europäischen Gemeinschaften formuliert sechs Grundbotschaften zum lebenslangen Lernen. Botschaft Nr. 3 ist die *Innovation in den Lehr- und Lernmethoden* mit dem Ziel, »effektive Lehr- und Lernmethoden und -kontexte für das lebenslange und lebensumspannende Lernen zu entwickeln« (ebd. S. 16). Gefordert wird diesbezüglich, die pädagogischen Fähigkeiten der Lehrenden anzupassen und auf ihre zukünftige Berufsrolle als Berater, Mentoren und Vermittler vorzubereiten. Eine Grundqualifikation von Pädagogen soll zukünftig sein, Lernende zu unterstützen, ihr Lernen selbst in die Hand zu nehmen, sowie offene, partizipative Lehr-/Lernmethoden zu entwickeln und diese zu praktizieren (vgl. ebd., S. 16–17).

Zusammenfassend kann in Bezug auf die Pflegeausbildung gesagt werden, dass hier die Chance besteht, die Grundlagen für ein lebenslanges Lernen zu schaffen. Wenn die Fähigkeiten dazu u. a. von den vorhandenen Vorkenntnissen und von der Motivation des Lernenden abhängig sind, dann muss es ein Ziel der Ausbildung sein, neben der Vermittlung von Vorkenntnissen eben diese Motivation zum Lernen zu fördern. Dies entspricht den Forderungen der Europäischen Gemeinschaften, die darüber hinaus einen *Wandel von der traditionellen Lehrerrolle hin zum Lernberater* postulieren. Es müssen also Unterrichtsformen gefunden werden, die neben der umfassenden Wissensvermittlung das Interesse am Lernen wecken und Schüler zur selbstständigen Arbeit befähigen. Problemlösendes Lernen wird als ein geeigneter Ansatz zum Erwerb beruflicher Kompetenzen betrachtet.	Zusammenfassung

1.4 Vermittlung von Problemlösefähigkeit in der Ausbildung

Wenn Problemlösefähigkeit als eine wichtige und zukunftsorientierte berufliche Fähigkeit angesehen wird, ergibt sich die Frage, wie diese vermittelt werden kann. Zwei empirische Untersuchungen von Stark u. a. und Kohler haben sich mit der Frage beschäftigt, durch welche Herangehensweise an Problemlöseaufgaben die besten Ergebnisse bei Lernenden zu erzielen sind.	Untersuchungen zur Vermittlung von Problemlösefähigkeiten

»Wie kann Handlungskompetenz erreicht werden?«

Stark u. a. sind mit einer Studie der Frage nachgegangen, durch welche Faktoren Handlungskompetenz gefördert werden kann. Sie gehen davon aus, dass die »oft abstrakte und künstlich systematisierte Form der Wissensvermittlung« (Stark u. a. 1995, S. 293) der Komplexität des Alltags oft nicht gerecht wird und problemorientiertes Lernen eine Möglichkeit bietet, Handlungskompetenz zu fördern. Weiterhin vertreten die Autoren, angelehnt an die Cognitive-Flexibility-Theorie (▶ Kap. 4.1.2), die Ansicht, dass die Problemlösungsfähigkeit verbessert werden kann, indem Probleme in verschiedenen Kontexten bearbeitet werden (vgl. ebd., S. 293).

Basierend auf diesen Voraussetzungen untersuchten sie mithilfe einer computerunterstützten Simulation an 60 Berufsschülern, ob die Vorgabe multipler Lernkontexte geeignet ist, Handlungskompetenz zu fördern. Gleichzeitig sollte überprüft werden, ob »eine mit der Darbietung multipler Lernkontexte verbundene Komplexitätserhöhung ein erhöhtes Ausmaß an instruktionaler Unterstützung der Lernenden (hier in Form geleiteten Problemlösens) notwendig macht« (ebd., S. 291). Neuere Befunde aus der Instruktionspsychologie weisen darauf hin, dass das Lernen anhand komplexer Probleme nicht selten zur Überforderung der Lernenden führt (vgl. ebd., S. 294).

Ergebnisse

Die Studie ergab, dass Schüler mit multiplen Lernkontexten ohne zusätzliche instruktionale Unterstützung die schlechtesten Problemlösefähigkeiten aufwiesen. *Die besten Problemlösefähigkeiten* erzielten Schüler, die *bei der Bearbeitung multipler Lernkontexte durch geleitetes Problemlösen* unterstützt wurden. Beim Erwerb handlungsrelevanten Sachwissens erwiesen sich multiple Lernkontexte als ungünstig; die besten Ergebnisse erreichten hier die Schüler, die mit uniformen Lernkontexten konfrontiert wurden. Bei den Transferaufgaben erzielten die Schüler, die sich mit uniformen Lernkontexten auseinanderzusetzen hatten und dabei instruktional unterstützt wurden, die besten Ergebnisse (vgl. ebd., S. 304–308).

Ähnliche Ergebnisse können bei Kohler beobachtet werden, die den Einfluss von problemorientierten Texten auf die Problemlösefähigkeiten von Schülern untersuchte. In ihren Untersuchungen waren die Leser eines problemorientiert gestalteten Textes bei Problemlöseaufgaben den strukturorientiert instruierten Schülern überlegen. Anders als bei Stark waren die problemorientiert instruierten Schüler den strukturorientiert instruierten Schülern jedoch auch bei der Lösung von Kenntnisaufgaben nicht unterlegen (vgl. Kohler 1999, S. 245).

Merke: Aus den beiden Untersuchungen zur Problemlösefähigkeit von Schülern ergeben sich Hinweise darauf, dass die Präsentation multipler Kontexte in Problemaufgaben zu verbesserten Problemlösefähigkeiten führen kann. Um eine Überforderung der Schüler zu vermeiden und die Aufgaben erfolgreich zu bewältigen, ist eine instruktionale Unterstützung der Lernenden unbedingt von Vorteil.

1.5 Fazit

Problemlösendes Lernen kann als wesentliche Qualifikation für die Zukunft, besonders auch für die Zukunft der Ausbildung in pflegerischen Berufen betrachtet werden. Die Tätigkeit im Gesundheitswesen ist gekennzeichnet von einem rasanten Wissenszuwachs und dem damit gleichzeitig einhergehenden immer schnelleren Veralten von Wissen. Daher steht für die Ausbildung weniger die Anhäufung von Faktenwissen im Vordergrund als vielmehr die *Entwicklung beruflicher Handlungskompetenz*. Berufliche Handlungskompetenz zeichnet sich durch die Fähigkeit der Berufsangehörigen aus, wiederkehrende Aufgaben möglichst ökonomisch zu erledigen und neu auftretenden Problemen gewachsen zu sein. Darüber hinaus muss festgestellt werden, dass auf Grund der beschriebenen Entwicklungen der Lernprozess nach der Ausbildung nicht beendet ist, sondern lebenslang andauert. Auszubildende müssen demnach nicht nur Handlungskompetenz erwerben, sondern auch die *Fähigkeit und Motivation zum lebenslangen Lernen*. Problemorientiertes Lernen, betrachtet als polarer Gegensatz zum herkömmlichen strukturorientierten Vorgehen, ist eine Methode, welche die Umsetzung eben dieser Ziele verfolgt.

2 Problemorientiertes Lernen im Sinne des Problem-based-Learning-Konzepts

Da Problem-based Learning übersetzt zwar »problemorientiertes Lernen« bedeutet, wie aus den Ausführungen in Kap. 4 hervorgeht, jedoch nicht mit »problemorientiertem Lernen« insgesamt gleichzusetzen ist, wird im Folgenden von »problemorientiertem Lernen im Sinne des Problem-based Learning« gesprochen.

> **Definition:** Wilkie (2000) definiert Problem-based Learning (PBL) als eine Unterrichtsmethode, bei der die Studierenden in Kleingruppen arbeiten, mit dem Ziel, Wissen und Problemlösungsfähigkeiten zu erwerben.

Ein wesentliches Charakteristikum von PBL ist, *dass den Studierenden das Problem vorgestellt wird, bevor das Hintergrundwissen erarbeitet ist;* dieses Merkmal unterscheidet PBL von herkömmlichen Problemlösungsansätzen. Als zweites Kennzeichen des PBL wird das zu bearbeitende Problem in einem Kontext dargestellt, der Situationen nahekommt, in denen die Studierenden in der Praxis mit einem solchen oder ähnlichen Problem konfrontiert werden könnten (vgl. Wilkie 2000, S. 11). Mit der Methode des

Charakteristika von PBL

PBL erhalten Studierende Gelegenheit, Verantwortung für ihr eigenes Lernen zu übernehmen und die zum Selbststudium notwendigen Fertigkeiten zu erwerben. Außerdem soll das Lernen so viel Freude bereiten, dass die zukünftigen Berufsangehörigen motiviert sind, den Lernprozess lebenslang fortzusetzen. Ausgestattet mit der Motivation und den Fertigkeiten zum lebenslangen Lernen sollen die Auszubildenden auf die Weiterentwicklung in den multidisziplinären Gesundheitsdienstleistungen des 21. Jahrhunderts vorbereitet werden (vgl. Bourns und Glen 2000, S. 4).

2.1 Geschichte des Problem-based Learning

McMaster University in Kanada

Der Ansatz des Problem-based Learning lässt sich zurückführen auf die Einrichtung des ersten Kurses für PBL im Medizinstudium an der McMaster University im kanadischen Hamilton/Ontario Mitte der 60er-Jahre. Neufeld u. a. gehen jedoch davon aus, dass die Methode viel älter ist und sich am Tutorensystem der Oxford University orientiert, welches bereits aus dem Mittelalter stammt (vgl. Wilkie 2000, S. 13). Anstoß für die Überlegungen hinsichtlich einer neuen Studienmethode gab das Problem des raschen Veraltens von Wissen und die Schwierigkeit, in den bestehenden Kursstrukturen auf neue Entwicklungen reagieren und Innovationen einbringen zu können. Das Ziel der McMaster University, welches mit der Einrichtung der PBL-Kurse in der Medizin verfolgt wurde, war, die Zahl der Vorlesungen zu reduzieren. Gleichzeitig sollten die Grundlagenwissenschaften im Zusammenhang mit klinischen Problemen dargestellt werden, um die Studierenden so auf zu erwartende Situationen in der Praxis vorzubereiten. Es sollten kritisch und analytisch denkende Akademiker ausgebildet werden, mit deren Hilfe sich die Sorge um den Menschen effektiv und effizient gestalten ließe.

Universität Limburg in den Niederlanden

1971 wurde das problemorientierte Lernen (POL) an der Medizinischen Fakultät der niederländischen Universität Limburg in Maastricht eingeführt; hier wurde auch die Problemlösungsstruktur »Siebensprung« entwickelt, die inzwischen europaweit anerkannt ist (vgl. Wilkie 2000, S. 14).

Deutsche Hochschulen

Seit Anfang der 90er-Jahre gibt es problemorientiertes Lernen im Sinne von POL mit zunehmender Tendenz auch an deutschen Hochschulen. So ist seit 1992 das Medizinstudium an der privaten Universität Witten-Herdecke problemorientiert organisiert, und zum Wintersemester 1999 wurde an der Berliner Humbold-Universität ein POL-Reformstudiengang Medizin eingeführt. Die Universität Hamburg bietet seit dem Wintersemester 2001 mit einem Modellstudiengang die Möglichkeit zum problemorientierten Studium der Medizin für die ersten drei Studienjahre, und an der Universität Bochum begann ein Modellstudiengang für Medizin im Wintersemester 2003.

In die deutsche Pflegeausbildung hat PBL bzw. POL, soweit es Veröffentlichungen darüber gibt, bislang überwiegend in Form einzelner Projekte und als komplementäre Methode Einzug gefunden. Derzeit gibt es meines

Wissens in Deutschland jedoch keine Schule für Pflegeberufe, die über ein vollständig problemorientiert strukturiertes Curriculum verfügt.

2.2 Ziele des Problem-based Learning

Neben dem Erwerb von Fertigkeiten zum lebenslangen Lernen werden mit dem Einsatz des Problem-based Learning verschiedene Ziele verfolgt.

Bornhöft u. a. definieren als Ziele des POL im Grundstudium der Medizin an der Universität Witten-Herdecke die *Motivation* der Lernenden und Lehrenden, *Wissenserwerb* im Zusammenhang mit der späteren Anwendungssituation und die Erlangung einer *wissenschaftlichen Denkweise*. Die Vermittlung des Wissens im Kontext der späteren Anwendungssituation geschieht unter der Vorstellung, dass das Wissen in der realen Situation später schneller aktiviert werden kann (vgl. Bornhöft u. a. 1997, S. 101).

Moust u. a. betonen neben dem Wissenserwerb den *interaktiven Aspekt des Lernens* beim POL und führen aus, dass in Unterrichtsgruppen, die hinsichtlich Alter, Lebenserfahrung, Vorbildung, Geschlecht und gesellschaftlichen Einstellungen unterschiedlich sind, die Gruppenmitglieder besonders gut voneinander lernen können (vgl. Moust u. a. 1999, S. 4).

Bezugnehmend auf Levin gehen Burns und Glen davon aus, dass die Ausbildung in der Pflege die Studierenden mit übertragbaren Fertigkeiten wie *Kommunikation, Selbstdisziplin, Teamarbeit* und eben *Problemlösungsfähigkeit* ausstatten muss (vgl. Burns und Glen 2000, S. 4).

Auch Engel erachtet die mit dem PBL angestrebten Kompetenzen wie *logisches und analytisches Denken, begründetes Handeln und Entscheiden* und nicht zuletzt die Fähigkeit zur *Selbstevaluation* als notwendig, um sich im sich schnell verändernden Berufsleben anpassen zu können und an Veränderungen mitwirken zu können (vgl. Engel 1999, S. 17–18).

Neben dem Erwerb klinischer, psychosozialer, naturwissenschaftlicher und pflegerischer Kenntnisse sehen Bögemann-Grossheim u. a. die Förderung und Entwicklung von persönlichen und sozialen Kompetenzen wie z. B. *Selbstständigkeit*, Teamarbeit, *Problemlösungsstrategien* und Kommunikationstechniken als Ziele des problemorientierten Lernens. Den Auszubildenden soll es möglich sein, sich den Anforderungen des Berufslebens professionell zu stellen. Ferner stehen die Lernziele, selbst als Lernender Entscheidungen zu treffen, was wichtig zu bearbeiten ist, und eigene Wissenslücken und Schwächen zu erkennen, im Vordergrund (vgl. Bögemann-Großheim u. a. 1999, S. 9).

Ziele des Problem-based Learning
Die Lernenden …

- eignen sich Fähigkeiten und Motivation zu lebenslangem Lernen an,
- erwerben transferfähiges Wissen,

Übersicht 2:
Ziele des Problem-based Learning

- erarbeiten sich eine breite Wissensbasis,
- werden durch Anwendungsbezug zum Lernen motiviert,
- erlangen eine wissenschaftliche Denkweise,
- profitieren innerhalb der Lerngruppe voneinander,
- werden geschult in Kommunikation, Teamarbeit und Selbstdisziplin,
- erlangen Problemlösefähigkeit,
- eignen sich Fähigkeiten zur Selbstreflexion an.

Zusammenfassung

Zusammenfassend kann gesagt werden, dass die von den verschiedenen Autoren aufgeführten Ziele des Problem-based Learning auf den *Erwerb von Schlüsselqualifikationen sowie der Kompetenztrilogie aus Sach-, Sozial- und Selbstkompetenz* zusammenzuführen sind. Die Studierenden sollen sich nicht nur eine breite fachliche Wissensbasis erarbeiten, sondern gleichermaßen die Fähigkeit und Motivation zum lebenslangen Lernen erwerben. Darüber hinaus spielt die Entwicklung einer reflektierten Persönlichkeit eine wichtige Rolle, die es schließlich ermöglicht, das Gelernte situationsabhängig anzuwenden, es nötigenfalls zu verändern oder neue Handlungsalternativen zu generieren. PBL soll demzufolge die Auszubildenden auf die bestehenden und zukünftigen Anforderungen ihres Berufes vorbereiten und sie befähigen, sich wandelnden Bedingungen anzupassen und Veränderungen verantwortlich mitzugestalten.

Umsetzungsformen des PBL-Konzepts

Problemorientiertes Lernen im Sinne des PBL-Konzeptes lässt verschiedene Umsetzungsformen zu, je nachdem, welche Zielsetzungen im Vordergrund stehen und welche Rahmenbedingungen vorhanden sind.

Im nachfolgenden Kapitel werden drei problemorientierte Ansätze mit ihren Besonderheiten beschrieben und ausschließlich miteinander verglichen:

- Problemorientiertes Lernen (POL), wie es z. B. im Medizinstudium in Maastricht und Witten-Herdecke praktiziert wird,
- Enquiry-based-Learning (EBL), welches an der University of Southampton im Studium für Pflege und Geburtshilfe durchgeführt wird, und
- Issue-based-Learning (IBL), welches an der University of New South Wales im Studium der Sozialarbeit angewendet wird.

2.3 Problemorientiertes Lernen nach niederländischem Vorbild

Kernelemente des POL

Moust u. a. sehen im problemorientierten Lernen (POL) eine Unterrichtsmethode, die folgende Kernelemente enthält:

- eine zum Nachdenken anregende Problembeschreibung,
- Vorkenntnisse der Lernenden zum jeweiligen Thema,
- Fragen, die aus der Problembeschreibung entstehen, und
- die Motivation der Lernenden, diese zu beantworten.

POL ist weiterhin gekennzeichnet durch die Arbeit in einer Unterrichtsgruppe, die von einem *Tutor* betreut wird. Als wichtig erachten Moust u. a. den Aspekt, dass die Mitglieder der Lerngruppe voneinander lernen und sich gegenseitig motivieren. Außerdem werden in der Gruppe Kommunikationsfähigkeit und Teamarbeit gefördert. Durch den Vergleich mit den Leistungen der anderen Gruppenmitglieder findet indirekt auch eine Leistungskontrolle statt.

Der problemorientierte Unterricht ist in *Blöcken oder Modulen* organisiert, in denen durchgehend ein bestimmtes Thema behandelt wird. Zu jedem Block erhalten die Studierenden einen sogenannten *Reader*, der eine kurze Einführung in das zu bearbeitende Thema, die Problem- oder Aufgabenbeschreibung, eine Liste mit empfohlener Literatur und anderen Informationsquellen sowie organisatorische Hinweise wie Gruppenzusammensetzung und Zeitpläne enthält (vgl. Moust u. a. 1999, S. 2–3).

Moust u. a. verwenden sowohl den Begriff des *problem*orientierten Lernens als auch des *aufgaben*orientierten Lernens und sehen, angelehnt an Barrows, drei zentrale Lernziele, die mit POL angestrebt werden:

Lernziele

- »Der Student erwirbt brauchbares Wissen und macht sich dieses zu Eigen.
- Der Student lernt, wie man lernt (›self-directed-learning‹).
- Der Student lernt, Probleme zu analysieren und zu lösen« (Moust u. a. 1999, S. 3).

Wie Moust u. a. betrachten auch Labudde u. a. die *Interaktion* der Lernenden als ein wesentliches Charakteristikum für POL. Labudde u. a. beurteilen besonders die Orientierung an vorhandenem Wissen, den konkreten Praxisbezug, die Beteiligung an der Lernzielformulierung und die Eigenverantwortlichkeit der Studierenden für den Lernprozess als vorteilhaft für deren Lernmotivation und Lerneffizienz (vgl. Labudde u. a. 1999, S. 12–15).

Zur Auswahl der Lerninhalte machen Moust u. a. und Labudde u. a. keine Aussagen. An der Universität Witten-Herdecke werden die Inhalte nach den folgenden drei Kriterien ausgewählt:

Auswahl der Lerninhalte

- Häufigkeit,
- Wichtigkeit und
- Exemplarität,

und sind, so die Autoren, häufig an der Systematik der Anatomie orientiert (vgl. Bornhöft u. a. 1997, S. 105). Zur Bearbeitung eines Falls steht im Durchschnitt eine Woche zur Verfügung (vgl. ebd., S. 105; Moust u. a. 1999, S. 51).

2.3.1 Problemlösungsmethode »Siebensprung«

Die Problemlösungsmethode »Siebensprung« wird im Folgenden unter Verwendung der Ausführungen von Moust u. a. erläutert.

> **Definition:** Der Siebensprung ist eine systematische, schrittweise Herangehensweise an Problemaufgaben in der Unterrichtsgruppe. Es findet ein Wechsel zwischen Kleingruppenarbeit und Selbststudium statt.

Schritt 1: Klärung unklarer Begriffe	Zu Beginn werden alle unklaren Begriffe geklärt. Die Problemaufgaben können je nach Komplexität des geschilderten Falls bis zu mehreren Seiten lang sein. Dabei muss sichergestellt werden, dass alle Gruppenmitglieder den Sachverhalt bzw. die geschilderte Situation verstehen. Weiterhin muss auch über Einzelheiten, die nicht explizit geschildert sind, eine einheitliche Auffassung herrschen. Ziel des ersten Schrittes ist also eine gemeinsame Ausgangssituation für alle Gruppenmitglieder.
Schritt 2: Problemdefinition	Der zweite Schritt zielt auf die Problemdarstellung bzw. die Einigung darüber, was das zu bearbeitende Problem ist. Mit der Problemdarstellung wird auch der zu bearbeitende Bereich eingegrenzt.
Schritt 3: Problemanalyse/Brainstorming	In Schritt drei geht es um die Problemanalyse, das heißt um die Aktivierung des Vorwissens der Gruppenmitglieder. Ein Brainstorming eignet sich gut, um allen Gruppenmitgliedern die Möglichkeit zu geben, sich unzensiert zu äußern und mögliche Ideen einzubringen. Die Autoren empfehlen, die Gedanken mit je einem Stichwort an die Tafel zu schreiben, damit keine spontanen Ideen verloren gehen.
Schritt 4: Systematische Vertiefung	Schritt vier dient der Gliederung der Ideen und ihrer systematischen Vertiefung. Es geht darum, die Gedanken aufzugreifen und weiterzuführen. Unklarheiten, offen gebliebene Fragen und divergierende Ansichten zu einzelnen Themenpunkten dienen als Grundlage für den nächsten Schritt: die Erarbeitung der Lernziele.
Schritt 5: Lernzielformulierung	Im fünften Schritt werden die in Schritt vier ermittelten Wissenslücken zu Lernzielen formuliert. Lernziele können Aufgaben oder Fragestellungen sein, die dazu dienen, das Ausgangsproblem zu bearbeiten. Es geht jedoch nicht nur darum, das Problem zu lösen; vielmehr ist es das Ziel, über die konkrete Fragestellung hinaus umfassendes Wissen aus dem jeweiligen Fachgebiet zu erwerben. Moust u. a. bezeichnen die Lernziele als Brücke zwischen den Fragen und dem Wissen. Wichtig ist für den Erfolg der Lerngruppe, dass die Lernziele konkret formuliert werden, um ein zielgerichtetes Arbeiten für alle zu ermöglichen. Die Autoren empfehlen, nicht die Lernziele in der Gruppe aufzuteilen, sondern alle Gruppenmitglieder alle Lernziele bearbeiten zu lassen; ansonsten wäre jeder nur Spezialist für sein Fachgebiet. Es ist jedoch möglich, die verschiedenen Informationsquellen zu verteilen. Schritt fünf ist der letzte Schritt im ersten Treffen der Arbeitsgruppe.
Schritt 6: Selbstständiges Studium	Der sechste Schritt ist die Bearbeitung der gemeinsam formulierten Ziele im Selbststudium. Als Informationsquellen können neben Literatur auch das Internet oder andere digitale Medien als Quelle dienen. Ebenfalls ist es mög-

lich, Experten zu befragen. Da es häufig verschiedene Ansichten oder Erklärungen für einen bestimmten Sachverhalt gibt, wird empfohlen, sich nicht mit einer Informationsquelle zufrieden zu geben. Die erarbeiteten Ergebnisse sollten strukturiert und mit eigenen Worten zusammengefasst werden.

Der letzte Schritt im Siebensprung, das Synthetisieren und Testen der neuen Ergebnisse, findet wieder in der Lerngruppe statt. Die wichtigsten Ergebnisse der Literaturrecherche werden zusammengefasst und besprochen; Zusammenhänge können herausgestellt werden. Ferner wird festgestellt, ob alle offenen Fragen geklärt werden konnten und ob der Lernstoff von allen Gruppenmitgliedern verstanden wurde. Die Informationen aus der Literatur werden gesammelt, zusammengefügt und am Ausgangsproblem überprüft. Möglicherweise ergeben sich Anhaltspunkte dafür, dass das Problem noch nicht erschöpfend gelöst wurde oder Aspekte des Themas unklar blieben. In diesem Fall werden zusätzliche Lernziele formuliert und weiter bearbeitet (vgl. Moust u. a. 1999, S. 21–32, S. 57).

Schritt 7: Synthetisierung der neuen Informationen

Die Schritte eins bis fünf werden in der Kleingruppe durchgeführt. Schritt sechs erfolgt in Eigenarbeit, der siebte Schritt erfolgt wieder in der Kleingruppe.

2.3.2 Organisation der Gruppenarbeit

Eine Unterrichtsgruppe besteht aus *sechs bis zehn Teilnehmern* und einem *Tutor*. Zusammenkünfte der Lerngruppen finden im POL zu Beginn der Bearbeitung eines neuen Falls und zum Abschluss der Bearbeitung statt. Sie dienen der Berichterstattung über die Lernziele aus der vorherigen Sitzung und der Analyse des neuen Problems. Die Gruppe bestimmt einen Gesprächs- oder Diskussionsleiter und einen Protokollanten; diese Rollen sollten nacheinander alle Studierenden übernehmen, um sich in kommunikativen Fähigkeiten zu üben. Der *Gesprächsleiter* legt die Tagesordnung fest, sorgt für die Einhaltung des vereinbarten Ablaufs der Gruppensitzung und leitet die Diskussion (vgl. Bornhöft u. a. 1997, S. 110 u. Moust u. a. 1999, S. 7).

Zusammensetzung und Funktionen

Moust u. a. unterscheiden zwischen *aufgabenorientierten Funktionen*, also Aktivitäten, die auf die Aufgabe selbst und auf die Arbeitsorganisation ausgerichtet sind, und *gruppenorientierten Funktionen*, bei denen es um die Optimierung des Gruppenprozesses bzw. des Arbeitsklimas geht. Obwohl jedes Gruppenmitglied sich selbst Notizen machen sollte, hat die Gruppe einen *Protokollanten*, der alle wichtigen Informationen und Beiträge notiert und zusammenfasst. Auch beim Brainstorming hält der Protokollant die Ideen der Gruppenmitglieder fest und visualisiert die Lösungsvorschläge (vgl. Moust u. a. 1999, S. 13–14).

Zur Unterrichtsgruppe gehört auch der *Tutor*, dessen Aufgabe die Förderung des Lernprozesses ist. Die Tutorenrolle wird in der Regel von einem Dozenten eingenommen. Tutoren müssen keine Fachleute für die jeweiligen Themen sein. Ihre Aufgabe ist es nicht, Antworten zu liefern, sondern die

Funktion und Profil des Tutors

Diskussion in die richtige Richtung zu steuern, Literatur zu empfehlen und die Zusammenarbeit zu fördern (vgl. ebd. 1999, S. 15). In Maastricht haben momentan noch Professoren die Tutorenrolle inne, es sind jedoch Überlegungen im Gange, Studierende zu Tutoren auszubilden. An der Universität Witten-Herdecke sind auch praktisch tätige Ärzte als Tutoren tätig, die nach der Problembearbeitung eine fachkompetente Rückmeldung geben können (vgl. Bornhöft u. a. 1997, S. 110).

2.3.3 Aufgabentypen im problemorientierten Lernen

Moust u. a. unterscheiden fünf verschiedene Aufgabentypen, die im problemorientierten Lernen Anwendung finden können:

- Problemaufgabe
- Diskussionsaufgabe
- Strategieaufgabe
- Studienaufgabe
- Anwendungsaufgabe

Problemaufgabe

Die *klassische Aufgabenform* für POL ist eine Problemaufgabe. Probleme können sowohl aus der klinischen Praxis übernommen werden als auch als didaktische Idealfälle entwickelt sein. Bei Problemen kann es sich entweder um eine Situationsbeschreibung handeln, ein Gespräch kann wiedergeben oder auch ein Foto bzw. eine Grafik dargestellt werden (vgl. Moust 1999, S. 20). »Ein Problem, das speziell für den Unterricht konstruiert wird, besteht aus einer mehr oder weniger neutralen Beschreibung einiger Phänomene oder Ereignisse, die miteinander im Zusammenhang stehen« (ebd., S. 20).

Bornhöft u. a. berichten, dass konstruierte oder modifizierte Fälle oft nicht so gut von den Studierenden angenommen werden wie die echten (vgl. Bornhöft 1997, S. 106). Dies bestätigt auch Wilkie, die für das Lernen der Studierenden echte Probleme für die geeignetsten hält (vgl. Wilkie 2000, S. 22). Probleme sind die klassischen Aufgaben, die mit den Schritten des Siebensprungs bearbeitet werden.

Diskussionsaufgabe

Eine andere Aufgabenform ist die Diskussionsaufgabe. Diskussionsaufgaben dienen dazu, das *kritische Urteilsvermögen* der Studierenden zu *fördern* oder die Studierenden mit verschiedenen Ansichten zu einem Thema zu konfrontieren. Lernziel der Diskussionsaufgabe ist, unterschiedliche Standpunkte zu beleuchten und einer kritischen Prüfung zu unterziehen. Aus den Diskussionsergebnissen können entweder Schlussfolgerungen gezogen werden oder auch neue Lernziele entstehen. Auch Diskussionsaufgaben werden systematisch in der Kleingruppe bearbeitet. Nachdem Begriffe und das Problem geklärt sind, werden zunächst Meinungen gesammelt und geordnet. Im nächsten Schritt werden die wichtigsten Punkte herausgestellt und schließlich Schlussfolgerungen oder Lernziele formuliert (Moust u. a. 1999, S. 33–35).

Eine weitere Form der mit POL zu bearbeitenden Aufgaben ist die Strategieaufgabe. Hier steht das *berufliche Handeln* im Vordergrund. Ziel der Strategieaufgabe ist es, begründete und reflektierte Entscheidungen zu treffen. Nachdem klar ist, um welches Problem es sich handelt, schlagen die Gruppenmitglieder mögliche Vorgehensweisen vor. Der Fokus der eingebrachten Handlungsmöglichkeiten wird jeweils auf die Begründung der gewählten Strategie gerichtet. Zum Schluss wird die gewählte Strategie auf Sachrichtigkeit überprüft (vgl. ebd., S. 35–36). — Strategieaufgabe

Eine Aufgabenart, bei der es nicht um inhaltliche Diskussionen in der Unterrichtsgruppe geht, ist die Studienaufgabe. Die Studienaufgabe gibt genau vor, welche Literatur mit welcher Fragestellung zu bearbeiten ist, und wird *in Eigenarbeit* erledigt. In der nächsten Gruppensitzung werden die Ergebnisse des Eigenstudiums vorgetragen (vgl. ebd., S. 37–38). — Studienaufgabe

Die Anwendungsaufgabe dient der Anwendung von erworbenem Wissen und hat die Besonderheit, dass sie erst nach dem Literaturstudium bearbeitet wird. Das Ziel der Anwendungsaufgabe ist der *Transfer*. Es geht darum, bereits vorhandenes Wissen in der konkreten Situation zu verwenden oder Kenntnisse verschiedener Bereiche zusammenzufügen. Die Anwendungsaufgabe wird im Eigenstudium gelöst, und in der Gruppe werden abschließend die Ergebnisse besprochen (vgl. ebd. S. 38–39). — Anwendungsaufgabe

Neben diesen spezifischen Aufgabentypen gibt es Mischformen, die verschiedene Aspekte miteinander verknüpfen. Auch betonen Moust u. a., dass es sich bei den vorgeschlagenen Arbeitsstrategien nicht um strikte Anweisungen handelt, sondern um Hilfsmittel, die ein effektives Lernen möglich machen sollen. Kernpunkt des POL bleibt dabei die aktive Auseinandersetzung mit der Aufgabe auf der Basis der individuellen Vorkenntnisse (vgl. ebd. S. 35–39).

Alles in allem ist das problemorientierte Lernen nach niederländischem Vorbild eine Methode, die klar vorgibt, wie das Lernen organisiert werden soll. Es gibt verschiedene Aufgabentypen und, um den optimalen Lernerfolg zu ermöglichen, für jeden Aufgabentyp ein systematisches Bearbeitungsschema. Die Bearbeitung der Fälle bis zur Lernzielerstellung findet in einer acht- bis zehnköpfigen Kleingruppe statt. Die Lernziele werden im Eigenstudium mithilfe von Literatur und anderen Medien bearbeitet, und zum Abschluss findet eine (kurze) Auswertung in der Gruppe statt. — Zusammenfassung

2.4 Enquiry-based-Learning im Pflegestudium an der englischen University of Southampton

Ausgehend von der PBL-Philosophie der kanadischen McMaster University haben sich verschiedene Durchführungsansätze entwickelt, um den jeweiligen institutionellen Bedingungen und den Lernvoraussetzungen der Studierenden Rechnung zu tragen.

Wilkie unterscheidet zwischen dem ursprünglichen problemorientierten Lernen und verschiedenen Mischformen, die jeweils abhängig von den institutionellen Bedingungen und Bedürfnissen zum Einsatz kommen (vgl. Wilkie 2000, S. 16). Beispiele hierfür sind neben dem »PBL in Reinform« die modifizierten Ansätze Enquiry-based-Learning und Issue-based-Learning. Es gibt verschiedene Möglichkeiten, die unterschiedlichen Methoden dem jeweiligen Ausbildungskonzept anzupassen. Studien- bzw. Ausbildungsgänge können *in Anteilen oder durchgängig problemorientiert strukturiert* sein, das problemorientierte Lernen kann in der Ausbildungseinrichtung selbst oder während der Praxiseinsätze erfolgen, und ferner ist es möglich, problemorientierte und traditionelle Unterrichtseinheiten parallel durchzuführen (vgl. ebd., S. 17–22).

Schwerpunkt im E/IBL

Da die akademischen Fähigkeiten von Pflegestudenten als geringer eingeschätzt werden als die von Medizinstudenten, hält Wilkie, in Anlehnung an Feletti, das Enquiry-based-Learning (EBL) bzw. den Ansatz des Issue-based-Learning (IBL) für eine geeignetere Methode im Rahmen der Pflegeausbildung (vgl. Wilkie 2000, S. 23). Beim E/IBL geht es weniger um Diagnosestrategien als um die *Bewältigung typischer Probleme aus dem Pflegealltag*. Schwerpunkt im E/IBL ist so nicht die Analyse des Lernmaterials, sondern mehr die *kritische Reflexion des Lernprozesses und der Praxiserfahrungen*. E/IBN ist flexibler

Triggermaterial

im Hinblick auf die Aufgaben, im angelsächsischen Raum als »*Triggermaterial* bezeichnet, und weniger anspruchsvoll hinsichtlich personeller Ressourcen als PBL in seiner ursprünglichen Form« (vgl. ebd., S. 23–24).

2.4.1 Ziele und Lernorganisation

Die Universität Southampton hat 1997 den Ansatz des Enquiry-based-Learning (EBL) für das Studium der Pflege und Geburtshilfe sowohl für die Diplom- als auch für die Bachelor-Studiengänge eingeführt. Der Begriff »Enquiry-based-Learning« kann frei mit *erkundigendes, nachfragendes Lernen* übersetzt werden.

Die Ziele

Ziele, die mit diesem Schritt verfolgt werden, sind vielfältig: Die Studierenden sollen die Möglichkeit haben, *klinisches und kritisch-logisches Denken* zu erwerben, ihre *praktischen Erfahrungen* zu *reflektieren*, *Problemlösefähigkeiten* zu erlangen und *Führungskompetenz* zu erwerben. Soziale und personale Kompetenzen wie *Selbstständigkeit*, aber auch *Kooperationsfähigkeit* in der Teamarbeit sollen die fachlichen Fähigkeiten ergänzen. Ein weiterer Schwerpunkt wird auf den Einbezug von Forschungsergebnissen im Sinne des Evidence-based-Nursing in der Pflegeausbildung gelegt. Eines der *Hauptcharakteristika* des Curriculums in Southampton *ist das Konzept des lebenslangen Lernens*. In der Gruppenarbeit des EBL sollen die Studierenden lernen, ihren persönlichen Lernstil zu finden und ihre eigene Lerneffektivität zu überprüfen (vgl. Long und Grandis 2000, S. 52–53).

Das Pflegestudium ist in *vier- bis sechswöchigen Lernmodulen* organisiert. In jedem Lernmodul wird *ein Fallbeispiel* bearbeitet; die Fallbeispiele werden aus Erfahrungen im Umgang mit pflegebedürftigen Menschen konstruiert. Im Vordergrund stehen die Heranführung der Studierenden an Teamarbeit und das Bestreben, die Studierenden selbst immer mehr Verantwortung für ihr eigenes Lernen übernehmen zu lassen.

Lernorganisation

Das gesamte Curriculum ist so strukturiert, dass die *berufliche Praxis* den *Mittelpunkt* der Ausbildung darstellt (vgl. ebd., S. 53).

2.4.2 Implementierung von Enquiry-based-Learning

In Großbritannien fand in den 90er-Jahren die als »Project 2000« benannte schrittweise Umstrukturierung der Pflegeausbildung an traditionellen Krankenpflegeschulen zum Studium an Universitäten mit den möglichen Abschlüssen Higher National Diploma (3–jähriges Studium) und Bachelor-Degree (4–jähriges Studium) statt. An der University of Southampton bestand seit Beginn des Project 2000 bereits eine enge Zusammenarbeit zwischen den Fachbereichen Pflege Erwachsener, Kinderkrankenpflege, Pflege Lernbehinderter und Geburtshilfe. Von den dadurch entstandenen Arbeitsbeziehungen konnten die neuen Entwicklungen zur Einführung des EBL profitieren (vgl. Long und Grandis 2000, S. 54). Bereits in einem sehr frühen Planungsstadium wurde die klinische Praxis in das Vorhaben eingeführt. Long und Grandis betrachten die zentrale Stellung der Pflege und die Wertschätzung pflegerischer Kompetenz als »Eckpfeiler des EBL-Ansatzes« (ebd. S. 54) zur Entwicklung einer reflektierten Praxis. In einem weiteren Schritt wurde eine Curriculumgruppe aller Fachbereiche gegründet, zu denen sowohl Lehrer als auch Studierende und praktizierende Pflegepersonen gehörten. Der Leiter der Gruppe sowie der Koordinator nahmen an einer internationalen Konferenz über problemorientiertes Lernen an der McMaster University in Kanada teil, um sich über Implementierungsstrategien zu informieren und sich mit PBL-erfahrenen Kollegen auszutauschen (vgl. ebd., S. 55).

Der zentrale Fokus in der Vorbereitung lag auf der *Überzeugungsarbeit im Lehrerkollegium* und auf der *Ausbildung der Lehrer als Tutoren*. Auch die in der Praxis tätigen Kollegen wurden in die Entwicklung einbezogen, und gemeinsam mit ihnen wurde ein neues Instrument zur Leistungskontrolle entwickelt (vgl. ebd., S. 58). Die häufig diskutierte Frage, ob die Studierenden ohne verpflichtende Lehrveranstaltungen genügend Fachwissen erwerben würden, wurde durch eine Studie über die Fachkompetenz der Studierenden, die nach dem konventionellen Curriculum ausgebildet wurden, aufgegriffen; in der vorliegenden Literatur werden die Ergebnisse jedoch nicht dargestellt. Long und Grandis erachten es als besonders wichtig, zur Überwindung von Widerständen allen Beteiligten die Sicherheit zu vermitteln, dass ihre Anliegen ernst genommen werden (vgl. ebd., S. 58).

Schwerpunkte zur Vorbereitung

2.4.3 Southampton-Prozess

 Das Modell der University of Southampton zur Durchführung des EBL im Fachbereich Pflege und Geburtshilfe wird von Long und Grandis als »Southampton-Prozess« bezeichnet.

Lernorganisation

Die Lerngruppe im Southampton-Prozess besteht aus einer von Long und Grandis nicht näher benannten Anzahl Studierender, die von einem *Tutor* begleitet werden. Ein Gruppenmitglied fungiert als *Gesprächsleiter*, ein weiteres Gruppenmitglied als *Protokollant*. Die Bearbeitung des Fallbeispiels erfolgt in einem *festgelegten Ablauf*.

Wie im niederländischen Siebensprung wird im ersten Schritt sichergestellt, dass alle Studierenden das Fallbeispiel in seinem Kontext verstehen. Danach wird ein Brainstorming durchgeführt, um die Lernthemen herauszufinden, die sich aus dem Fall ergeben; der Protokollant hält die Ergebnisse auf Flipchart oder an der Tafel fest. Anschließend haben die Studierenden Gelegenheit, weitere Informationen zu erhalten, die zur Bearbeitung des Falls benötigt werden. Dies können z. B. der soziale Hintergrund oder pflegerische Details sein, die im Leitfaden des Tutors zu finden sind. Die Themen (bzw. Lernziele) werden schrittweise bearbeitet. Wichtig ist in dieser Phase, dass die Studierenden begründen können, warum sie welche Zusatzinformationen benötigen. Im nächsten Schritt werden Fragen, die sich aus dem Fallbeispiel ergeben, formuliert, priorisiert und die Lernbedürfnisse in der Gruppe abgestimmt (vgl. Long und Grandis 2000, S. 60). Die Bearbeitung der Fragen und Lernthemen erfolgt in einer *vier- bis sechswöchigen Phase*, in der *Praxiseinsätze und theoretische Elemente* einander abwechseln. Als Grundlage zum Selbststudium erhalten die Studierenden Hinweise auf Literatur und andere Materialien, die zur Beantwortung der Fragen nützlich sind. Während der Bearbeitungszeit können die Studierenden verschiedene *freiwillige Lernangebote wie Vorlesungen und Workshops* nutzen. Zusätzlich gibt es *Vorträge* von Praktikern oder Erfahrungsberichte von Patienten sowie *Gruppensitzungen,* an denen die Studierenden teilnehmen und ihre Gruppe vertreten können. Einige Fragen können mit in den Praxiseinsatz genommen und mit den klinischen Lehrern diskutiert und bearbeitet werden. Die Studierenden werden ermutigt, neue Quellen für Informationen zu erschließen, um dadurch kommunikative und andere soziale Fähigkeiten zu erlangen. Beim nächsten Gruppentreffen werden die Lern- und Praxiserfahrungen dann ausgetauscht (vgl. ebd. S. 61–62).

2.4.4 Rolle des Tutors im Southampton-Prozess

Lernbegleiter und fachlicher Ratgeber

Aus den Ausführungen von Long und Grandis lässt sich nicht ableiten, inwieweit der Tutor im Southampton-Prozess auch fachlicher Spezialist für das jeweilige zu bearbeitende Thema ist. Die als »akademische Tutoren« (Long und Grandis 2000, S. 62) bezeichneten Lernbegleiter übernehmen eine sehr aktive Rolle im Lernprozess. Bereits im ersten Schritt geben sie den

Studierenden beim Verständnis des jeweiligen Kontextes Hilfestellung und stellen so sicher, dass die Gruppe gute Ausgangsbedingungen für eine konstruktive weitere Fallbearbeitung hat. Der Tutor stellt weiterhin auf begründete Nachfrage der Studierenden *Hintergrundinformationen* zur Verfügung, die in seinem Tutorenleitfaden enthalten sind. In den nächsten Arbeitsphasen unterstützt der Tutor die Gruppe im Auffinden der im Fall enthaltenen Aufgabenstellungen und hilft beim Fokussieren der entsprechenden Lernbedürfnisse. Bei allen Interventionen des Tutors wird auf eine *ermutigende Lernatmosphäre* und ein *partnerschaftliches Verhältnis* Wert gelegt. Während der Bearbeitungszeit der Fragen finden wöchentliche Treffen der Arbeitsgruppe mit dem Tutor statt. Auch hier ist es die Aufgabe des Tutors, den *Arbeits- und Gruppenprozess zu leiten* und bei Problemen vorsichtig einzugreifen. Long und Grandis beschreiben die Rolle des Tutors als essenziell in der Ergänzung und Unterstützung des integrierten EBL-Lernansatzes (vgl. ebd., S. 60–64).

Zusammenfassend lässt sich sagen, dass das Modell Southampton-Prozess eine klar strukturierte Vorgehensweise zur Bearbeitung der Fallbeispiele vorgibt. Der Tutor hat eine wichtige Rolle inne und wird nicht nur als Lernbegleiter, sondern gleichermaßen durch fachliche Unterstützung aktiv. Die Bearbeitung der Lernziele erfolgt nicht ausschließlich durch Selbststudium, sondern die Studierenden haben die Möglichkeit, ergänzende Lehrveranstaltungen zum jeweiligen Thema zu besuchen.

Zusammenfassung

2.5 Issue-based-Learning im Studiengang Sozialarbeit an der australischen University of New South Wales

An der australischen University of New South Wales wurde 1983 die Methode des Problem-based Learning im Studiengang Sozialarbeit eingeführt. Anfang der 90er-Jahre wurde der Begriff PBL in Issue-based-Learning (IBL) geändert, weil die Assoziation, dass angehende Sozialarbeiter mit PBL die Probleme ihrer Klienten lösen sollten, problematisch erschien. Der Begriff »Issue-based-Learning« könnte mit *situationsbezogenem, diskutierendem Lernen* übersetzt werden. Derzeit wird nur das erste von vier Studienjahren im Fachbereich Sozialarbeit mit IBL organisiert (vgl. Bolzan und Heycox 1997, S. 194). Das restliche Studium erfolgt konventionell.

2.5.1 Ziele und Lernorganisation

Mit der Herangehensweise des IBL wird in erster Linie angestrebt, den Studierenden zu Beginn ihres Studiums verschiedene Interventionsmethoden zu präsentieren, die Arbeit in Gruppen anzubahnen, den Studierenden Verantwortung für ihr Lernen übernehmen zu lassen und den Lernprozess auf den Lebenserfahrungen der Studierenden aufzubauen (vgl. Bolzan und

Heycox 1997, S. 195). Während des ersten Studienjahres werden vier Fallbeispiele präsentiert und bearbeitet.

Fallbeispiele/Themen

Die Themen des ersten Ausbildungsjahres sind:

- Eine ältere Frau, die in der Gemeinde lebt.
- Flüchtlinge, die in Australien leben.
- Diskriminierung geistig behinderter Menschen.
- Junge Menschen mit psychischer Erkrankung.

Bearbeitungsdauer pro Fallbeispiel: sieben Wochen

Dieses Themenspektrum soll Bezug zu aktuellen Themen der Sozialarbeit bieten, die Entwicklung spezieller Fertigkeiten ermöglichen und den breiten Tätigkeitsbereich von Sozialarbeit repräsentieren (vgl. ebd., S. 195). Jedes der Fallbeispiele wird jeweils *sieben Wochen* lang bearbeitet. Pro Woche finden *zwei Kleingruppentreffen* und eine *Präsentation in der Großgruppe* statt. Als *Triggermaterial* dienen Videos, Zeitungsausschnitte, andere Dokumente und Fallgeschichten; zur Bearbeitung erhalten die Studierenden Literaturempfehlungen. Jede Gruppe kann den Fall nach eigenen Vorstellungen bearbeiten. Bei zwei der drei Fallgeschichten ist der Besuch einer Behörde oder einer entsprechenden Einrichtung obligat. Zwischen den Kleingruppentreffen haben die Studierenden die Möglichkeit, fakultative Veranstaltungen wie *Gastvorlesungen* zu speziellen Problemstellungen an der Universität zu besuchen. Die wöchentlichen Treffen in der Großgruppe dienen der Auswertung der Kleingruppenarbeit und der weiteren Vertiefung des Themas durch Aktivitäten wie *Rollenspiele* oder *Videovorführungen* (vgl. ebd., S. 194–196).

2.5.2 Rolle des Tutors

Der Tutor übernimmt im IBL eine sehr aktive Rolle. Tutoren sind ausgebildete Sozialarbeiter und somit gleichzeitig Experten. Der Tutor versteht sich als Förderer des Lernprozesses, aber ebenso als *Vorbild, Begleiter, Fachkundiger, Organisator und »devil's advocate«*. Als Grundlage für die Gruppendiskussionen dienen, so Bolzan und Heycox in Anlehnung an Vinson, die Lebenserfahrungen und die Schulbildung der Studierenden. Die Studierenden haben ferner in der Gruppe Gelegenheit zur Selbstreflexion und Gruppenprozessreflexion; damit werden gegenseitiges Vertrauen und Zusammenhalt gefördert. Auch das Tutorenteam trifft sich zum regelmäßigen Erfahrungsaustausch (vgl. Bolzan und Heycox 1997, S. 196).

2.5.3 Leistungskontrollen und Beurteilung aus Sicht der Praxis

Leistungskontrollen in Form von Briefen, Berichten, Referaten und größeren Prüfungen

Praxisorientierte *Leistungskontrollen* finden *nach der Bearbeitung eines jeden Falls* statt. Je nach Thema können ein *Brief* (z. B. an eine Behörde oder entsprechende Einrichtung), ein *Bericht* oder ein *Referat* zur Leistungskontrolle dienen. Zweimal im Jahr erfolgt eine *größere Prüfung*, bei der es um Fachwissen und spezielle Fertigkeiten geht (vgl. Bolzan und Heycox 1997,

S. 196). Das Feedback von praktisch arbeitenden Sozialarbeitern auf die IBL-ausgebildeten Studierenden beschreiben Bolzan und Heycox als durchweg positiv. Die Studierenden sind besser über ihren zukünftigen Beruf informiert, können ihre Berufswahl kritisch reflektieren und haben mehr Sicherheit, welches Wissen und welche Fertigkeiten in der Praxis benötigt werden. Zudem erwerben die Studierenden sehr früh Basisqualifikationen für ihren zukünftigen Beruf (vgl. ebd., S. 198). Um die Fallbeschreibungen und Bearbeitungen stets aktuell zu gestalten, wird ein *enger Kontakt zur Praxis* gepflegt. Die Universität von Sydney hat Partnerschaften zwischen der Universität und entsprechenden Einrichtungen geschaffen, deren Ziel der Austausch von Wissen und Erfahrungen darstellt (vgl. ebd., S. 198–200).

In der zusammenfassenden Betrachtung lässt sich sagen, dass auch im Inquiry-based-Learning die Kleingruppenarbeit im Vordergrund steht, aber die instruktionale Unterstützung der Studierenden durch fachlich versierte Tutoren, verpflichtende Aktivitäten und fakultative Vorlesungen gewährleistet ist. Die engen Verbindungen zu Einrichtungen der sozialen Arbeit betonen den sehr praxisorientierten Charakter des Studiengangs.

Zusammenfassung

2.6 Fazit

> **Merke:** Allen beschriebenen Organisationsformen des PBL gemeinsam sind drei übergeordnete Ziele, nämlich:
>
> - der Erwerb von Sach-, Selbst- und Sozialkompetenzen,
> - die Fähigkeit zum selbstgesteuerten, lebenslangen Lernen und
> - die Fähigkeit zur Analyse und Bearbeitung von Problemen.

Ein grundlegender *Unterschied* besteht darin, dass Moust u. a. in ihren Ausführungen das problemorientierte Lernen mehr als *Vermittlungsmethode* betrachten, Gibbon und Wilkie dagegen als *Methodologie*. Die Methode POL bei Moust u. a. gibt vor, wie eine Unterrichtsgruppe zusammengesetzt ist, welche Aufgaben die Gruppenmitglieder haben und wie sich der Ablauf einer Gruppensitzung gestaltet. Es werden verschiedene Aufgabentypen unterschieden, die entsprechend der Lehr-/Lernziele zur Anwendung kommen. Auch die Vorgehensweise bei der Bearbeitung ist vorgegeben; der Siebensprung als Problemlösungsmethode bzw. Variationen für andere POL-Aufgaben sind beschrieben.

Methode oder Methodologie?

Auch Wilkie sieht das problemorientierte Lernen zunächst als eine Unterrichtsmethode, bei der das Lernen in der Eigenverantwortung der Studierenden liegt. Durch die Veränderungen und Weiterentwicklungen hat es sich jedoch im Laufe der multiplen Anwendungsgebiete zu einer »komplexen Mixtur aus einer allgemeinen Unterrichtsphilosophie, aus Lehr-/Lernzielen sowie Fähigkeiten, Einstellungen und Werten, die allesamt schwierig zu regulieren sind und in den Forschungsberichten oft nicht richtig definiert werden« (Vernon und Blake 1993, S. 560, zitiert in Wilkie 2000, S. 16), entwickelt.

Gibbon charakterisiert, in Anlehnung an Alavi, das problemorientierte Lernen ebenfalls als eine Philosophie bzw. eine Lehr-/Lernmethodologie, welche die Anforderungen an eine Methodologie erfüllt (vgl. Gibbon 2000, S. 37). Gibbon erläutert nicht, worin sich ihrer Meinung nach eine Lehr-/Lernmethodologie kennzeichnet. Sie verweist jedoch auf Kap. 2 (Glen und Wilkie 2000, S. 11–34), welches das »Wesen« des Problem-based Learning thematisiert. Aus diesem Verweis kann geschlussfolgert werden, dass Gibbon den Begriff »Methodologie« darauf begründet, dass Aussagen zur Art der Lerngruppe, zur Rolle des Lehrers, zur Erschließung des Lerninhalts und zu verschiedenen Formen problemorientierten Lernens gemacht werden, die über die Definition einer reinen Methode hinausgehen.

Rolle des Tutors

Weitere Unterschiede zwischen den Ansätzen POL und E/IBL bestehen in der Rolle des Tutors. Beim *POL* ist die Aufgabe des Tutors die *Förderung des Lernprozesses,* indem die Diskussion in die richtige Richtung gesteuert und die Zusammenarbeit in der Gruppe gefördert wird. Tutoren sind zwar meistens Dozenten, müssen jedoch keine Fachleute für das jeweilige Thema sein (vgl. Moust u. a. 1999, S. 15). In Witten-Herdecke sind ergänzend niedergelassene und klinisch tätige Ärzte als Tutoren tätig, um den geforderten Praxisbezug des Studiums zu verstärken (vgl. Bornhöft u. a. 1997, S. 110). Im Gegensatz zum POL ist die Rolle des Tutors im Southampton-Prozess eine sehr aktive. Die Aufgabe des Tutors beim *EBL* ist es, neben der Förderung des Lernprozesses *auch fachliche Hilfestellung* zu leisten (vgl. Long und Grandis 2000, S. 60–64). Bolzan und Heycox verstehen Tutoren im *IBL* primär als Förderer des Lernprozesses. Darüber hinaus sollen sie aber aktive Teilnehmer am Lernprozess und fachliche Vorbilder sein; Tutoren im Studiengang Sozialarbeit an der University of New South Wales sind *ausgebildete Sozialarbeiter* (vgl. Bolzan und Heycox 1997, S. 194–201).

Siebensprung/POL

Weitere Unterschiede zwischen den Ansätzen ergeben sich aus dem Ablauf der Problem- bzw. Aufgaben- oder Fallbearbeitung. Im *POL* sind für alle Aufgabenarten konkrete Lösungsschritte vorgegeben; klassisch ist hier der *Siebensprung* zur Bearbeitung einer Problemaufgabe. Moust u. a. gehen davon aus, dass die vorgegebenen Schritte notwendig sind, um einen optimalen Lernerfolg zu erzielen. Der sechste Schritt, die Bearbeitung der vorher in der Gruppe erarbeiteten Lernziele, erfolgt beim POL im Selbststudium. Die Studierenden erhalten einen *Reader,* der neben organisatorischen Hinweisen eine Liste mit empfohlener Literatur und anderen Informationsquellen enthält. In der Regel beträgt die *Bearbeitungszeit* für ein Problem *eine Woche.* Das Ziel der Problemaufgabe ist neben der Lösung des Problems die umfassende Erarbeitung der dem Problem zugrunde liegenden Phänomene; dafür müssen die Lernziele weiter gefasst werden, als es zur reinen Problemlösung erforderlich wäre. Der *Erwerb personaler und sozialer Kompetenzen* wird durch die Gruppenprozesse im POL angestrebt (vgl. Moust u. a. 1999, S. 8). Bornhöft u. a. gehen jedoch davon aus, dass mit dem POL nicht alle angestrebten Ziele des Medizinstudiums, wie z. B. Wahrnehmungsfähigkeit, Gesprächsführung, Empathiefähigkeit, Fähigkeit zur Wissenschaftskritik und gesellschaftliche Verantwortung, erreicht werden können. Deshalb werden zusätzliche Veranstaltungen angeboten, die als »POL-Umgebung« bezeichnet werden (ebd. S. 112).

Auch im *Southampton-Prozess* ist eine *mehrschrittige Herangehensweise* an die Aufgabe vorgegeben. Ähnlich wie im Siebensprung werden nach der Klärung des Kontextes zunächst Vorkenntnisse aktiviert und dann der Lernbedarf abgestimmt. Für die Bearbeitung der Lernziele sind *pro Fall vier bis sechs Wochen* vorgesehen; Long und Grandis bezeichnen diese Zeitspanne als »Pflegeeinheit«. Während einer Pflegeeinheit wechseln Praxisanteile und Theoriephasen einander ab, sodass die Bearbeitung nicht ausschließlich im Eigenstudium erfolgen muss. Die Studierenden haben die Möglichkeit, an Vorlesungen, Seminaren und anderen relevanten Veranstaltungen teilzunehmen und ihre Arbeitsgruppe dort zu vertreten. Fachliche Intention ist auch im Southampton-Prozess die umfassende Bearbeitung der Thematik. Daneben geht es aber ebenso um die Reflexion der Praxiserfahrungen, zu denen die in den Pflegeeinheiten integrierten Praktika Gelegenheit bieten. Zentral ist im Enquiry-based-Learning die *berufliche Praxis*; um diese herum gruppieren sich der theoretische, *forschungsgestützte Wissenserwerb* und der *Erwerb sozialer und personaler Kompetenzen* (vgl. Long und Grandis 2000, S. 52–53).

Im Issue-based-Learning an der University of New South Wales sind für die Bearbeitung eines Falls *sieben Wochen* vorgesehen; pro Einheit treffen sich die Studierenden zweimal wöchentlich in der Kleingruppe. Aus den Ausführungen von Bolzan und Heycox lässt sich *keine Siebensprung*-ähnliche Vorgehensweise zur Aufgabenbearbeitung ableiten. Die Vorgehensweise zum Thema »Die Erlebnisse von Flüchtlingen in Australien« ist jedoch beispielhaft und strukturiert dargestellt. Im Arbeitsgruppentreffen der ersten Woche werden grundlegende Fragen besprochen, die in den folgenden Wochen erweitert und vertieft werden. Gleichzeitig finden Gastvorträge, andere themenbezogene Veranstaltungen und weitere Gruppentreffen zu speziellen Themen statt, die fakultativ besucht werden können. Daneben gibt es Pflichtveranstaltungen wie z. B. der Besuch einer Einrichtung für Flüchtlinge zwischen der vierten und fünften Woche. Ergänzend erhalten die Studierenden Literaturhinweise und Skripte für das Selbststudium. *Zentrale Anliegen sind* im Studium der Sozialarbeit nach dem IBL-Ansatz *der enge Kontakt zur Praxis und die Reflexion der bisherigen Lebens- und neuen Praxiserfahrungen* der Studierenden.

Zusammenfassend kann gesagt werden, dass alle drei Ansätze von einem praxisbezogenen Szenario ausgehen und die Bearbeitung in Kleingruppen unter der Leitung eines Tutors stattfindet. Die Aufgabe des Tutors ist im POL mehr zurückhaltend und lernprozessbezogen, im EBL bzw. IBL nimmt der Tutor aktiver teil und fördert die Gruppe auch fachbezogen. Im POL und im

Marginalien:
Enquiry-based-Learning/Southampton-Prozess

Issue-based-Learning

Zusammenfassende Betrachtung

EBL/Southampton-Prozess sind die Schritte der Bearbeitung in der Gruppe bis zur Lernzielerstellung vorgegeben; nach der Lernzielbearbeitung findet ein gemeinsames Feedback statt. Alle drei Varianten haben eine Phase des Selbststudiums, die mithilfe von Literatur und anderen Medien unterstützt wird. Sowohl im EBL als auch im IBL haben die Studierenden zusätzlich die Möglichkeit, an Lehrveranstaltungen zum jeweiligen Thema teilzunehmen. Im POL an der Universität Witten/Herdecke finden ebenfalls begleitende Lehrveranstaltungen, die sogenannte POL-Umgebung, statt.

Die Frage, ob Problem-based Learning eine Methodologie oder eine Methode ist, kann hier nicht abschließend beurteilt werden. In den folgenden Ausführungen wird davon ausgegangen, dass es sich um einen Ansatz handelt, der vom Verständnis eines aktiven, Erkenntnisse auslösenden Lernens ausgeht und *verschiedene pragmatische Umsetzungsmöglichkeiten* bietet. Diese sind nachfolgend als Methode oder als Konzept im Sinne einer planmäßigen Art und Weise des Vorgehens bzw. eines Plans bezeichnet (vgl. Langenscheidts Fremdwörterbuch in: http://www.langenscheidt.de). Tabelle 1 fasst wichtige Unterschiede in der Umsetzung des problemorientierten Lernens noch einmal zusammen.

Tab. 1: Umsetzungsformen des problemorientierten Lernens

Umsetzungsformen des problemorientierten Lernens			
	Enquiry-based-Learning (EBL)	**Issue-based-Learning (IBL)**	**Problemorientiertes Lernen (POL)**
Grundannahme	Pflegestudenten haben geringere akademische Fähigkeiten als z. B. Medizinstudenten – deshalb »erkundendes, nachfragendes Lernen«	Sozialarbeiter lösen nicht die Probleme ihrer Klienten – deshalb »situationsbezogenes, diskutierendes Lernen«	Studenten der Medizin müssen lernen, Probleme zu analysieren und zu lösen, daher »problemorientiertes Lernen«
Organisation	• vollständige Umstellung des Curriculums auf EBL • Bearbeitungszeit pro Fall: 4–6 Wochen	• IBL nur im ersten Studienjahr, danach konventionell • Bearbeitungszeit pro Fall: 7 Wochen	• vollständig problemorientiertes Studium • Bearbeitungszeit pro Fall: ca. 1 Woche
Bearbeitung der Lernziele	• Literaturstudium • fakultativ Workshops und Vorlesungen	• Literaturstudium • fakultativ Vorlesungen, Rollenspiele, Videopräsentationen	• vorwiegend Literaturstudium
Tutoring	• intensive fachliche und Lernprozessbegleitung	• fachliche und Lernprozessbegleitung durch Sozialarbeiter	• Schwerpunkt Lernprozessbegleitung durch Tutoren

Abschließend soll noch hinzugefügt werden, dass es in der Literatur durchaus auch kritische Anmerkungen zum Ansatz des Problem-based Learning gibt (vgl. hierzu Wilkie 2000, S. 25 ff., und Drinan 1997, S. 333 ff.); da es aber an dieser Stelle darum geht, die positiven Aspekte des PBL für die Pflegeausbildung nutzbar zu machen, wird hier nicht weiter darauf eingegangen.

Kritikhinweis

3 Implementierung von Problem-based Learning

Die Grundfrage bezüglich der Implementierung von Problem-based Learning, gleich welcher Art, ist die Frage, ob das gesamte Curriculum problemorientiert strukturiert werden soll oder ob PBL lediglich als bereichernde Methode in adaptierter Form den konventionellen Unterricht ergänzen soll.

Komplette Umstrukturierung des Curriculums oder PBL nur als ergänzende Methode?

Die britischen und australischen Beispiele in der beschriebenen Literatur gehen von einer kompletten Umorientierung der Ausbildung in Richtung Problemorientierung aus, für die entsprechende Voraussetzungen geschaffen werden müssen bzw. bereits vorhanden sind. Als wichtige Kriterien sind hier finanzielle und personelle Ressourcen sowie die Einführung PBL-kongruenter Prüfungsmodalitäten zu nennen.

Wilkie geht, in Anlehnung an Untersuchungen, die dem English National Board (EBN) 1998 vorgelegt wurden, davon aus, dass es vorteilhaft ist, PBL als Ausbildungs-Gesamtprogramm einzusetzen. Eine schrittweise Einführung hätte ggf. zwar organisatorische und finanzielle Vorteile, Wilkie sieht jedoch die Gefahr einer möglicherweise geringeren Akzeptanz von Seiten der Studierenden (vgl. Wilkie 2000, S. 19). Da in den angelsächsischen Ländern und in den Niederlanden die Pflege als Studienfach an Universitäten angesiedelt ist, sind die Ausgangsbedingungen von den hiesigen völlig verschieden und damit ohnehin nicht direkt zu übertragen.

In Deutschland ist die gesamte Umstrukturierung der Krankenpflegeausbildung nach britisch-australischem oder niederländischem Vorbild m. E. vorerst nur im Rahmen eines Modellprojekts denkbar. Die Durchführung einer durchgängig problemorientiert strukturierten Ausbildung wäre nur dann sinnvoll, wenn gleichzeitig die Prüfungsbedingungen, ähnlich wie in den Modellstudiengängen an der Universität Witten/Herdecke und an der Humbold-Universität in Berlin, verändert würden. Die Überlegungen zur Einführung des PBL in die Krankenpflegeausbildung beziehen sich im Folgenden deshalb zunächst auf die Integration des problemorientierten Lernens als ergänzende Unterrichtsmethode, wie sie in der Pflegeausbildung hierzulande momentan vorstellbar ist.

Hinsichtlich eines einheitlichen Begriffsverständnisses wird im folgenden Text problemorientiertes Lernen im Sinne des Problem-based-Learning-Konzepts nur noch mit »POL« abgekürzt.

3.1 POL-Projekt am Klinikum Neubrandenburg

Ein Beispiel für ein Projekt zur Integration von POL als ergänzende Methode

POL als ergänzende Methode in die Pflegeausbildung beschreiben Labudde u. a., die an der Beruflichen Schule am Klinikum Neubrandenburg 1998 eine erste Unterrichtseinheit problemorientiert im Sinne von POL durchgeführt und evaluiert haben. Anstoß dazu hatte ein Vortrag über POL im Rahmen der schulinternen Lehrerfortbildung gegeben, der das Kollegium zur Überprüfung der Methode angeregt hatte.

Modell nach Pfaff

Das Thema der Unterrichtseinheit war ein Patient mit Herzinfarkt. Das Thema sollte als integrierte Einheit aus der Sicht von fünf Fachgebieten, nämlich Krankenpflege, Hygiene, Ernährungslehre, Innere Medizin, Psychologie und Rehabilitation bearbeitet werden. Als Vorgehensweise wurde das von Pfaff modifizierte achtschrittige POL-Modell gewählt (vgl. Labudde 1999, S. 13–14). Das Modell von Pfaff unterscheidet sich von der Vorgehensweise Siebensprung im Wesentlichen durch die Aufnahme der Schritte »*Präsentation*« und »*Evaluation*«. Bei der Präsentation werden die Gruppenergebnisse präsentiert und diskutiert. Ziel ist, durch eine erneute, jetzt fachkompetente Diskussion zum Verständnis und zur Vertiefung des Themas beizutragen. Die Evaluation hat zum Ziel, das eigene Lernverhalten zu reflektieren, den Gruppenprozess zu bewerten und damit einen permanenten Verbesserungsprozess anzustreben (vgl. Pfaff 1997, S. 28–30).

Einführung/Ablauf

Das POL-Projekt wurde von Prof. Dr. H.-J. Goetze von der Fachhochschule Neubrandenburg wissenschaftlich begleitet. Zunächst gründeten die Organisatoren des Projekts eine Planungsgruppe, die sich um zeitliche und räumliche Organisation wie auch um die Beschaffung notwendiger Materialien kümmerte. Ebenfalls erstellte die Gruppe zwei Fragebögen für die Schüler: einen, der vor der POL-Einheit die Erwartungen und Einstellungen der Schüler ermitteln sollte, und einen weiteren zur Evaluation der durchgeführten POL-Einheit. Die Einheit wurde mit insgesamt 18 Schülern durchgeführt, die sich im zweiten Ausbildungsjahr befanden. Zur Einführung in die neue Methode fand eine zweistündige Lehrveranstaltung über die Grundlagen des POL statt, die mit der ersten schriftlichen Befragung abgeschlossen wurde.

Die Bearbeitung des Falls erstreckte sich über insgesamt drei Wochen, in denen die insgesamt 48 POL-Stunden in den herkömmlichen Stundenplan integriert wurden. In den ersten beiden Wochen fand jeweils freitags eine ganztägige Zwischenbesprechung (»Rapport?) gemeinsam mit den Tutoren statt. Zur abschließenden Präsentation der Gruppenergebnisse wurden insgesamt acht Stunden benötigt. Die Evaluation wurde zum einen mithilfe der zweiten schriftlichen Befragung durchgeführt, zum anderen wurde eine vierstündige Abschlussklausur geschrieben (vgl. Labudde u. a., S. 13–20).

Labudde u. a. konnten aus dem Versuch ein positives Resümee ziehen. Die Fragebögen ergaben beispielsweise, dass die Schüler nach der POL-Einheit der »Bildung und Formung persönlicher Eigenschaften« (ebd., S. 18) ein höheres Gewicht einräumten als der Gestaltung des Unterrichts und die Schule als einen Ort einschätzten, »an dem sich Lust an der Sache einstellen kann, wenn man sie weckt« (ebd., S. 18). Auch die Klausurergebnisse waren vergleichbar mit den Ergebnissen vergangener Jahre (vgl. ebd., S. 18–20).

3.2 Überlegungen zur Einführung von Problem-based Learning in die deutsche Pflegeausbildung

Merke: Problemorientiertes Lernen in eine Ausbildung einzuführen bedeutet mehr, als nur eine neue Methode in die Lehrtätigkeit mit aufzunehmen. Problemorientiertes Lernen bedeutet darüber hinaus:

- ein hohes Maß an Schüleraktivität fordern und fördern,
- veränderte Lernumgebungen schaffen und
- eine veränderte Lehrerrolle akzeptieren.

Dies bedeutet einen Umstrukturierungs- und Lernprozess für alle Beteiligten, der die Bereitschaft zu Veränderungen, permanenter Reflexion und Zeit erfordert.

Aus den Ausführungen von Labudde u. a. und aus eigenen Erfahrungen (▶ Teil II) lässt sich schlussfolgern, dass es durchaus möglich ist, in konventionell strukturierte Ausbildungskonzepte problemorientierte Unterrichtseinheiten zu integrieren.

Bevor erste organisatorische Planungsüberlegungen beginnen, sollte überlegt werden, inwieweit sich die Methode in ein bestehendes Curriculum implementieren lässt oder ob curriculare Veränderungen vorgenommen werden müssen. Da eines der Ziele des problemorientierten Lernens das Aufheben strikter Fächergrenzen darstellt, sind sämtliche fächerübergreifende Curricula quasi prädestiniert für die Integration problemorientierter Unterrichtseinheiten. Aber auch wenn das problemorientierte Lernen zunächst innerhalb eines Faches eingeführt wird, bieten die Curricula Gestaltungsspielräume. Für Themenbereiche mit wenigen Gesamtstunden wie z. B. Mikrobiologie/Hygiene oder Pharmakologie bietet sich eine exemplarische Herangehensweise mit Verknüpfung zu anderen Fächern an.

Vorüberlegung

Nach den ersten curricularen Überlegungen ist die Grundvoraussetzung zur erfolgreichen Implementierung einer neuen Unterrichtsform sicher zunächst, dass das gesamte Schulteam von der Sinnhaftigkeit des Vorhabens überzeugt ist; nur so kann die neue Herangehensweise gemeinsam vor den Auszubildenden vertreten werden. Dies bestätigen auch Long und Grandis, die es für essenziell wichtig erachten, dass alle Beteiligten die der neuen

Voraussetzungen

Methode zugrundeliegende Denkweise verstehen und unterstützen, um zu verhindern, dass Lehrer mit kontraproduktiven Strategien die angestrebten Ziele untergraben (vgl. Long und Grandis 2000, S. 55).

Voraussetzung für die Durchführung einer Problem-based-Learning-Einheit sind weiterhin *personelle Ressourcen*. Für die Kleingruppenarbeit sollte wenigstens zu Anfang pro Gruppe ein Tutor zur Verfügung stehen; ausgehend von 20–25 Schülern pro Klasse sind das ca. drei bis vier Tutoren, die gleichzeitig tätig werden müssen. Dies ist in großen Einrichtungen sicher leichter zu realisieren als in kleinen Schulen, deren Kollegium oft nur aus drei oder vier Lehrern besteht. Möglich und sinnvoll wäre hier aber z. B. die Integration von Praxisanleitern als Tutoren in das POL-Team.

Auch in Bezug auf die *Unterrichtsräume* müssen entsprechende Voraussetzungen geschaffen werden. Günstig ist es, wenn jede Gruppe ihren eigenen Raum hat, um ungestört arbeiten zu können.

Das Fundament für den Eigenstudienanteil im POL sind die zur Verfügung stehenden Informationsquellen. Eine gut ausgestattete *Biblio- bzw. Mediothek* mit mehreren Exemplaren relevanter Bücher und Internet-Arbeitsplätzen ist eine sinnvolle Arbeitsgrundlage, die durch kreative Ideen der Auszubildenden im Hinblick auf Informationsbeschaffung natürlich erweiterungsfähig ist. Stehen nicht genügend Bücher zur Verfügung, kann mit Kopien unerlässlicher Buchkapitel Abhilfe geschaffen werden; dieser Kompromiss fördert jedoch weniger das Ziel einer selbstständigen Literaturrecherche im Sinne des lebenslangen Lernens.

Zeitplanung/ Arbeitsorganisation	Der bei Labudde u. a. beschriebene, zunächst hoch erscheinende Zeitaufwand von 48 Stunden für das Thema »Pflege eines Patienten mit Herzinfarkt« relativiert sich durch die Umlegung der Stunden auf fünf verschiedene Fächer. In Anlehnung an Bornhöft u. a. könnte bei der Auswahl der Themen nach den Kriterien »Häufigkeit, Wichtigkeit und Exemplarität« (Bornhöft u. a. 1997, S. 102) vorgegangen werden, um einerseits den hohen Zeitaufwand für ein Thema zu rechtfertigen, andererseits aber auch die Prüfungsanforderungen zu berücksichtigen. Ist eine dauerhafte Integration von POL in die Ausbildung geplant, kann dies nicht ohne Einbezug der Praxis geschehen; schließlich verbringen in der hiesigen Ausbildung die Schüler mehr als die Hälfte ihrer Ausbildungszeit in der Klinik bzw. in anderen Praxisbereichen. Zweckmäßig wäre, das Pflegepersonal und die anderen Berufsgruppen im Krankenhaus, wie Ärzte, Physio- und Ergotherapeuten, Logopäden etc., über die neue Lernstrategie und deren Bedeutung zu informieren bzw. sie von deren Sinnhaftigkeit zu überzeugen; dies könnte über die innerbetriebliche Fortbildung erfolgen. Um eine fachliche und pädagogische Unterstützung der Schüler zu gewährleisten, ist auch die gezieltere Integration von Mentoren und Praxisanleitern in das Konzept sinnvoll. Mit informierten und motivierten Mitarbeitern in der Praxis wäre es beispielsweise gut vorstellbar, jeweils zum Ende eines Unterrichtsblocks die Schüler in ein interdisziplinäres Thema einzuführen und die Eigenbearbeitungszeit in den Praxiseinsatz zu verlegen. Ähnlich wie Long und Grandis es beschreiben (Long und Grandis 2000, S. 61), könnten die Schüler

konkrete Fragen mit Mitarbeitern des therapeutischen Teams besprechen und darüber hinaus zu einem verbesserten Theorie-Praxis-Transfer beitragen. Diese Vorgehensweise setzt eine systematische Information und Integration der in der Praxis tätigen Personen voraus; die dadurch entstehenden Arbeitsbeziehungen wären jedoch sicher für alle Beteiligten eine Bereicherung und ganz im Sinne einer funktionierenden Kooperation von Schule und Klinik zu werten. Mit dem Ziel einer besseren Theorie-Praxis-Vernetzung wäre es ebenfalls denkbar, dass Schüler problematische »Pflegegeschichten« – im Sinne von Fallbeschreibungen – aus der Praxis mit in den Unterricht bringen und die gemeinsame problemorientierte Bearbeitung dann im Unterrichtsblock erfolgt.

3.3 Fazit

Es lässt sich festhalten, dass eine Implementierung von problemorientiertem Lernen in die konventionellen Strukturen der hiesigen Pflegeausbildung durchaus möglich ist. Entscheidend für die Umsetzung sind jedoch die individuellen institutionellen Bedingungen, die den Rahmen und die Möglichkeiten für ein solches Projekt vorgeben. Problemorientiertes Lernen einzuführen bringt weitreichende Veränderungen in der Ausbildungsstruktur mit sich. Beachtet werden müssen hier räumliche und personelle Ausstattung, Recherchemöglichkeiten, das Prüfungsprozedere und andere situative Aspekte. In Anbetracht der zahlreichen positiven Aspekte, die der Ansatz bietet, sollte die Überlegung deshalb nicht lauten:»Ist Problem-based Learning bei uns durchführbar?«, sondern: *»Wie kann die Methode für unsere Schule sinnvoll modifiziert werden?«*

4 Lerntheoretischer und didaktischer Begründungsrahmen problemorientierten Lernens

Problemorientiertes bzw. problemlösendes Lernen, wie im Vorfeld geschildert, bedarf der Einordnung in einen lerntheoretischen Begründungsrahmen. An dieser Stelle sollen drei lehr-/lerntheoretische Ansätze aufgezeigt werden, die Anknüpfungspunkte zum problemorientierten Lernen bieten:

Drei lehr-/lerntheoretische Ansätze

- konstruktivistische Ansätze in der Pädagogik,
- Überlegungen zu Kompetenzentwicklung und Schlüsselqualifizierung sowie
- das Konzept des handlungsorientierten Unterrichts.

4.1 Konstruktivistische Ansätze in der Pädagogik

Konstruktivistische Ansätze sind auf einer wissenschaftstheoretischen Ebene angesiedelt und bieten mögliche Kriterien für pädagogische Theoriebildung und pädagogisches Handeln.

Grundlegende Prinzipien

Eine konstruktivistische Denkweise unterscheidet zwei grundlegende Prinzipien:

- Die Beziehung zwischen dem Menschen und einer real existierenden, vom Bewusstsein unabhängigen Umwelt – Werning bezeichnet diese Umwelt in Anlehnung an Maturana und Varela als »umgebendes Milieu« –, und
- das konstruktivistische Verständnis von einem lernenden Organismus (vgl. Werning 1998, S. 39).

Im Konstruktivismus wird zwischen der umgebenden Umwelt und der »Umwelt, wie sie als Erfahrungs- bzw. Lebenswelt durch die kognitiven und emotionalen Prozesse eines Organismus im sozialen Kontext konstruiert wird« (ebd., S. 39), unterschieden. Konstruktivistisches Denken geht davon aus, dass es dem Menschen nicht möglich ist, das umgebende Milieu direkt zu erkennen. Der Zugang zur Wirklichkeit gelingt nur über die dem Individuum zugängliche Lebenswelt bzw. über die Möglichkeiten seines psychischen Systems, sich mit dem umgebenden Milieu auseinanderzusetzen. Deshalb existiert im konstruktivistischen Denken *keine Objektivität*; die *Wirklichkeit wird* immer nur durch den Beobachter individuell *konstruiert* (vgl. ebd. S. 39–40).

Merkmale des Individuums

Aus konstruktivistischer Sichtweise ist das Individuum durch folgende Merkmale charakterisiert:

- Strukturdeterminiertheit,
- Selbstreferenzialität und
- Nicht-Trivialität.

Diese Merkmale beinhalten zunächst, dass eine Person nicht von außen zu einer bestimmten Reaktion veranlasst werden kann, sondern dass immer die innere Struktur bestimmt, wie die Person sich mit aus dem umgebenden Milieu kommenden Impulsen auseinandersetzt. Weiter wirkt sich jede Handlung auf die innere Struktur des Individuums aus und kann diese bestärken oder aber verändern. Werning bezieht sich auf Arbeiten von v. Foerster und legt dar, dass Personen durch strukturelle Dynamik und Geschichtlichkeit gekennzeichnet sind, während im Gegensatz dazu bei trivialen Systemen nach einem gleichen Input immer der gleiche Output zu erwarten ist. Es hängt von seiner Strukturdetermination ab, inwieweit ein Organismus durch Impulse von außen beeinflusst wird und wie seine

Reaktion auf den Impuls ist. Dadurch entsteht in der Lehr-/Lernsituation ein Unsicherheitsfaktor zwischen den Zielen der Lehrer und den Lernaktivitäten der Lernenden (vgl. Werning 1998, S. 40).

> **Definition:** Aus konstruktivistischer Sicht wird Lehren demnach nicht als Vermittlung eines von außen vorgegebenen Zielzustandes charakterisiert, sondern als Anregung zum Selbstlernen und »Anregung eines Subjekts, seine Konstruktionen von Wirklichkeit zu hinterfragen, zu überprüfen, weiterzuentwickeln, zu verwerfen, zu bestätigen etc.« (ebd., S. 40).

Für die Pädagogik ergeben sich daraus verschiedene Schlussfolgerungen: *Schlussfolgerungen*
Wird davon ausgegangen, dass es keinen objektiven Zugang zur Wirklichkeit im Sinne des umgebenden Milieus gibt, müssen schulische Lernprozesse, die die Individualität der Lernenden nicht ausreichend berücksichtigen, infrage gestellt werden. Eine konstruktivistisch geprägte Auffassung von Pädagogik sieht Vielfalt durch kulturell-, alters-, geschlechts- und leistungsheterogene Lerngruppen als Bereicherung an: »Vielfalt bedeutet, die Erfahrungs- und Lebenswelten der SchülerInnen in der Schule aufzugreifen, zuzulassen und ihnen Raum zu geben. […] Vielfalt fördert ferner ein Klima des Dialoges« (ebd. S. 41). Werning schlägt für die Organisation eines konstruktivistisch geprägten Unterrichts außerdem vor, den Schülern Mitentscheidungs- und Mitgestaltungsmöglichkeiten einzuräumen; die Schule soll sich zu einer lernenden Organisation entwickeln (vgl. ebd. S. 41).

4.1.1 Gemäßigt konstruktivistische Ansätze

Konstruktivistische Ansätze, die die Unterscheidung zwischen interner Wirklichkeit und äußerer Realität verabsolutieren, die ferner davon ausgehen, dass Wissen sich ausschließlich auf die konstruierte Wirklichkeit bezieht und dass die Realität jenseits aller menschlichen Erfahrung liegt, werden als »radikal konstruktivistisch« bezeichnet (vgl. Kohler 1998, S. 32–35).

Vertreter eines »gemäßigten Konstruktivismus« legen ihren Schwerpunkt dagegen auf die Erkenntnis, dass »der Mensch von außen kommende Reize nicht passiv-rezeptiv abbildet, sondern sie mit vorhandenen kognitiven Strukturen verknüpft und auf diese Weise die anscheinend rezipierten Informationen zu einem nicht geringen Teil selbst aktiv konstruiert« (ebd. S. 35).

> **Merke:** Dahingehend betrachtet Kohler, in Anlehnung an Lowyk und Elen, Lernen als einen Prozess, der nicht nur von innen, sondern durchaus auch von außen initiiert werden kann (vgl. Kohler 1998, S. 35).

Die wichtigsten Leitgedanken einer gemäßigt konstruktivistischen Instruktionspsychologie werden von Gerstenmaier und Mandl dargelegt. Die

Leitgedanken von Gerstenmaier und Mandl

beiden Autoren gehen davon aus, dass Lernende ihr Wissen konstruieren, indem sie wahrnehmungsbedingte Erfahrungen in Abhängigkeit von ihrem Vorwissen, ihren mentalen Strukturen und ihren Überzeugungen interpretieren. Wissen stammt demzufolge nicht aus einer externen Quelle, sondern ist vom Individuum generiert, und durch die Verknüpfung mit dem Vorwissen entsteht eine differenziert ausgebildete Wissensstruktur. Als zentral für den Wissenserwerb sehen Gerstenmaier und Mandl das soziale Aushandeln von Bedeutungen an, welches als kooperativer Prozess zwischen Lehrer und Schüler erfolgen kann. »Gestalter von Lernumgebungen sollten den Lernenden daher weniger eine normative und objektive Realität auferlegen, sondern vielmehr akzeptieren, dass jeder Lernende das gleiche Objekt oder Ergebnis etwas anders interpretiert. Dies impliziert auch unterschiedliche Lernergebnisse« (Gerstenmaier und Mandl, 1995, S. 874 f., zitiert in Kohler 1998, S. 35–36).

Eine weitere Annahme ist, dass, wenn Lernenden der Bezug zu einem relevanten Kontext fehlt, die Information als weniger wichtig eingestuft wird. Desgleichen werden von Gerstenmaier und Mandl metakognitive Fähigkeiten zur Reflexion des eigenen Lernens für bedeutend erachtet (vgl. Kohler 1998, S. 35–36).

4.1.2 Instruktionsansätze zur Gestaltung konstruktivistischer Lernumgebungen

Drei gemäßigt konstruktivistische Instruktionsansätze, die die Notwendigkeit der aktiven Auseinandersetzung mit komplexen und authentischen Problemen, die Situations- und Kontextgebundenheit des Wissens sowie die Bedeutung der Wissenskonstruktion auf der Basis des individuellen Vorwissens betonen, sind:

- Anchored Instruction,
- Cognitive Apprenticeship und
- Cognitive Flexibility (vgl. Kohler 1998, S. 36 ff.).

Anchored Instruction

Der Anchored-Instruction-Ansatz wurde von der Cognition and Technology Group der amerikanischen Vanderbilt-Universität entwickelt. Ausgangspunkt der Entwicklungen war die Feststellung, dass in der Schule sogenanntes träges Wissen erworben wird, welches sich beispielsweise »in der Unfähigkeit zeigt, in der Schule erworbene mathematische Kenntnisse und Vorgehensweisen zur Lösung von Alltagsproblemen einzusetzen« (Kohler 1998, S. 37).

Das Ziel der Arbeit war es, Lernumgebungen zu entwickeln, welche die Entstehung von trägem Wissen verhindern und darüber hinaus bei den Schülern zur Entwicklung von sowohl Kenntnissen, Fähigkeiten und

Fertigkeiten als auch von Einstellungen und Haltungen führen. Die Schüler sollten lernen, »Probleme eigenständig zu erkennen und zu lösen, und sie sollten bereit und fähig werden, in unabhängiger Weise zu denken und zu lernen« (ebd., S. 37).

Ein Beispiel für Lernen nach dem Anchored-Instruction-Ansatz sind die Abenteuer des Wildhüters Jasper Woodbury, die auf DVD dargeboten werden. Der Lernprozess gestaltet sich so, dass den Schülern ein Anker in Form einer komplexen – stets im Video dargestellten – Problemsituation dargeboten wird. Die Schüler arbeiten in Kleingruppenarbeit zunächst das Problem heraus und lösen dieses dann gemeinsam durch Diskussion, Aneignung neuen Wissens und durch Ausprobieren (vgl. ebd., S. 38).

> **Merke:** Anchored-Instruction ist demnach ein Ansatz, in dem unterschiedliche Probleme in möglichen, real erscheinenden Anwendungskontexten angeboten werden. Das Ziel von Anchored-Instruction ist es, die Anwendbarkeit des Wissens und den Transfer zu fördern.

Cognitive Apprenticeship

Der Ansatz des Cognitive Apprenticeship wurde von Collins, Brown und Newman entwickelt und hat, wie auch der Anchored-Instruction-Ansatz, das Ziel, den Anwendungsbezug von Wissen zu sichern und träges Wissen zu vermeiden.

Prinzip der Handwerkslehre

Ausgangspunkt für die Autoren, auf die sich Kohler in ihren Ausführungen bezieht, ist die traditionelle Handwerkslehre, wo die Lehrlinge von Anfang an in die Bearbeitung der komplexen Aufträge mit eingebunden sind, anstatt zum Zweck der Übung isolierte Einzeltätigkeiten durchzuführen. Die Auszubildenden kennen bei jeder Teilhandlung das erwünschte Ergebnis ihrer Bemühungen und haben dadurch eine Richtschnur, die die anfänglich notwendige Fremdbeurteilung durch den Meister oder die Gesellen nach und nach durch eine Selbstbeurteilung ablöst (vgl. Kohler 1998, S. 43–44).

Diese Prinzipien der Handwerkslehre lassen sich teilweise auf den kognitiven Wissenserwerb übertragen. Das Problem, dass die lernende Person nicht, wie im Handwerksbetrieb die einzelnen Handlungsschritte, die ablaufenden Denkschritte des Lehrers beobachten kann, lösten die Begründer des Cognitive-Apprenticeship-Ansatzes mit dem »modeling«. Beim »*modeling*« verbalisiert der Lehrer alle in ihm ablaufenden kognitiven Prozesse zur Lösung eines Problems, um sie für den Lernenden nachvollziehbar zu machen (vgl. ebd., S. 44). Der Ansatz des Cognitive Apprenticeship hat zum Ziel, die Verbindung von Fachwissen und strategischem Wissen (heuristische Strategien, Kontrollstrategien und Lernstrategien) herzustellen. Die Vorgehensweise folgt einem dreischrittigen Artikulationsschema: Zuerst demonstriert der Lehrende seine Vorgehensweise beim Lösen einer komplexen Problemstellung, während er die in ihm ablaufenden kognitiven

Modeling

Coaching

Scaffolding

Fading

und metakognitiven Prozesse verbalisiert (»modeling?«). Im zweiten Schritt, dem »coaching«, setzt sich der Lernende selbst mit Unterstützung des Lehrers mit Problemsituationen auseinander. Der Lehrer übernimmt bei Bedarf Einzeltätigkeiten; dies wird als »*scaffolding*« bezeichnet. Wichtig ist in dieser Phase die Kommunikation zwischen dem Anfänger und dem Experten. Wenn die Hilfe des Lehrers nicht mehr gebraucht wird, zieht dieser sich nach und nach zurück und überlässt die Aufgabe der selbstständigen Lösung dem Lernenden. Dieser Schritt wird »fading« genannt.

Merke: Als wichtig wird beim Cognitive-Apprenticeship-Ansatz neben dem Erwerb von Wissen auch das Miteinander-Lernen und -Arbeiten von Anfängern und Experten angesehen (vgl. ebd., S. 44–47). Der Schwerpunkt des Cognitive-Apprenticeship-Ansatzes liegt weniger bei der selbstständigen Problemlösung als bei der instruktionalen Unterstützung der Lernenden beim Lösen komplexer Aufgaben.

Cognitive Flexibility

Als Cognitive Flexibility beschreiben Spiro und Jehng die Fähigkeit, »in Problemsituationen spontan Wissen in Anpassung zu den jeweiligen situativen Anforderungen zu rekonstruieren« (Spiro und Jehng 1990, S. 163–205, zitiert in Kohler 1998, S. 50).

Beim Cognitive-Flexibility-Ansatz geht es um die Frage, wie in Lernprozessen die Ausbildung einer derartigen kognitiven Flexibilität gezielt unterstützt werden kann. Kohler bezieht sich auf Spiro und Jehng, die zwischen gut definierten, strukturierten und wenig strukturierten, komplexen Wissensgebieten, wie z. B. die Medizin oder Literaturwissenschaften, unterscheiden. Kognitive Flexibilität ist besonders zur Lösung von Problemen in wenig strukturierten Wissensgebieten notwendig. Weiter weisen Spiro u. a. darauf hin, dass sogenannte Übersimplifikationen, also Einschränkungen auf wenige Aspekte eines Sachverhalts, in frühen und mittleren Lernstadien vermieden werden sollten, weil Analogien den Sachverhalt zu sehr reduzieren und nicht in der Lage sind, alle Aspekte eines Konzepts abzudecken. Da Wissen immer wieder aus vorhandenen Wissensbeständen neu konstruiert wird, sollten Themen stattdessen aus verschiedenen Perspektiven und mit mehreren Zielsetzungen beleuchtet werden, um eine Vernetzung des Wissens zu erreichen (vgl. Kohler 1998, S. 50–51).

Merke: Die Vertreter des Cognitive-Flexibility-Ansatzes beschränken ihre Methode auf den Einsatz multidimensionaler und nonlinearer Hypertextsysteme, d. h., computergestützte Texte und Programme, die mehrperspektivische Betrachtungsweisen in realen Kontexten ermöglichen (vgl. Kohler 1998, S. 53–54).

Eine zusammenfassende Betrachtung der Ansätze Anchored-Instruction, Cognitive Apprenticeship und Cognitive Flexibility ergibt, dass alle drei Ansätze die flexible Wissensanwendung in multiplen Kontexten zum Ziel haben. Damit soll eine einseitige Sichtweise vermieden und Transferleistungen ermöglicht werden. Der Anchored-Instruction-Ansatz verfolgt schwerpunktmäßig mehr die selbstständige Problemlösung, während beim Cognitive-Apprenticeship-Ansatz die instruktionale Unterstützung im Vordergrund steht. Im Zentrum des Cognitive-Flexibility-Ansatzes steht die Vernetzung des Wissens durch eine mehrperspektivische Betrachtungsweise. Allen Ansätzen ist gemeinsam, dass sie bestrebt sind, an möglichst realistischen Problemen in authentischen Lernumgebungen anzusetzen. — Zusammenfassung

4.2 Kompetenzentwicklung und Schlüsselqualifizierung

Um sich den Ansätzen Kompetenzentwicklung und Schlüsselqualifizierung annähern zu können, wird zunächst versucht, die Begriffe »Kompetenz«, »Qualifikation« und »Schlüsselqualifikation« voneinander abzugrenzen.

Obwohl Kompetenz allgemein definiert wird als Sachverstand, Fähigkeit und Vermögen (Langenscheidts Fremdwörterbuch in http://www.langenscheidt.de), lässt sich der Kompetenzbegriff nicht direkt auf der Handlungsebene ansiedeln. Vielmehr handelt es sich um ein »kognitives Regelsystem, mit dessen Hilfe (sprachliche) Handlungen generiert werden können« (Heursen 1997, S. 877). Kompetenz also ermöglicht es dem Menschen erst, den jeweils gestellten Anforderungen entsprechend zu handeln. Deshalb ist Kompetenz nicht direkt zu beobachten, sondern nur indirekt über die durchgeführten Handlungen (vgl. ebd., S. 877). — Kompetenz

Qualifikationen hingegen beziehen sich auf einen bestimmten Tätigkeitsbereich, d. h., sie haben immer einen situativen Bezug. Das Vorhandensein von Qualifikationen erweist sich in der Beziehung zu konkreten Anforderungen, nämlich im Grad der Güte bzw. Qualität. Der Begriff Qualifikation bezieht sich nicht nur auf die Gesamtheit der Anforderungen, z. B. eines Arbeitsplatzes, sondern auch auf die Gesamtheit der Handlungspotenziale, die für die Bewältigung der konkreten Anforderungen benötigt werden (vgl. Lenzen 1995, S. 1290). — Qualifikation

Schlüsselqualifikationen schließlich beinhalten den Aspekt des Transfers; Reetz definiert Schlüsselqualifikationen als die »allgemeine Fähigkeit, konkrete Handlungen (als Tun, Sprechen, Denken) jeweils situationsgerecht zu generieren bzw. zu aktualisieren« (Reetz 1990, S. 17, zitiert in Schewior-Popp 1998, S. 17). — Schlüsselqualifikation

4.2.1 Konzept der Schlüsselqualifikationen

Entwicklung des Konzepts von Mertens

Das Konzept der Schlüsselqualifikationen wurde in den 70er-Jahren von dem damaligen Direktor des Instituts für Arbeitsmarkt- und Berufsforschung Dieter Mertens entwickelt. Ausgangspunkt für seine Überlegungen waren die zunehmend rasche Veralterung von Wissen und die beschränkte Prognostizierbarkeit zukünftiger beruflicher Anforderungen. Das Bildungssystem sollte ermutigt werden, statt anforderungsbezogenes und detailliertes Fachwissen zu vermitteln, die Entwicklung längerfristig verwertbarer Fähigkeiten und Fertigkeiten zu forcieren. Das Ziel von Mertens war, durch die Vermittlung derartig breit angelegter Qualifikationen den Beschäftigten Fähigkeiten zur Anpassung an den raschen Wandel zu vermitteln, anstatt stets hinter der schnellen Weiterentwicklung des Spezialwissens zurückzustehen. Diese neu anzustrebenden Qualifikationen bezeichnete Mertens als Schlüsselqualifikationen (vgl. Arnold 1999, S. 17–18).

Das Konzept der Schlüsselqualifikationen wurde Mitte der 80er-Jahre und zu Beginn der 90er-Jahre wieder vermehrt in den pädagogischen Überlegungen aufgegriffen. Seitdem hat es sich zu einem erweiterten Verständnis beruflicher Bildung entwickelt, welches dadurch gekennzeichnet ist, dass weniger die Vermittlung eng spezialisierter Kenntnisse im Vordergrund steht, sondern nach den Möglichkeiten einer umfassenden Kompetenzentwicklung gefragt wird. Diese Form der Kompetenzentwicklung soll sich nicht mehr nur auf die Förderung von Fachkompetenz beschränken, sondern gleichzeitig die Entwicklung sozialer und methodischer Fähigkeiten miteinbeziehen (vgl. ebd., S. 18).

Merke: Das Mertenssche Konzept, bei dem es vorrangig darum ging, Berufsangehörigen Anpassungs- und Handlungsfähigkeit im Rahmen sich schnell vollziehender Veränderungen zu vermitteln, wurde also im Hinblick auf die Förderung von Persönlichkeitsentwicklung erweitert. Diese Sichtweise von Schlüsselqualifikation wird ebenfalls von Reetz vertreten.

Qualifikation in drei theoretischen Zusammenhängen

Reetz führt aus, dass Qualifikation in drei theoretischen Zusammenhängen eine Rolle spielt:

- in der Arbeitsmarkt- und Berufsforschung, wo Qualifikation für arbeitsmarktverwertbare Fähigkeiten steht,
- in der Curriculum- und Lernzieltheorie, wo Qualifikationen ein komplexes Lernziel darstellen, und schließlich
- in der Kompetenztheorie, welche Qualifikation als persönliches Fähigkeitspotenzial charakterisiert (vgl. Reetz 1994, S. 30).

Das kompetenztheoretisch definierte persönliche Fähigkeitspotenzial soll in erster Linie dem Individuum Handlungsfähigkeit ermöglichen; der Berufsangehörige soll in der Lage sein, sich mit Situationen handelnd auseinander zu setzen, Handlungen situativ neu zu generieren und damit transferfähig zu sein. Damit geht es, so führt Dubs in Anlehnung an Reetz aus, um die »Konzentration auf das Grundsätzliche und Bleibende, Orientierung des Lernens an komplexen, lebens- und berufsnahen, im großen Zusammenhang zu betrachtenden Problemkreisen, Verlagerung des Lernens von der Situation auf die Person der Lernenden mit ihrer Persönlichkeit, Lernen als aktiver, selbstgestalteter Prozess und vermehrtes Lernen in Gruppen« (Dubs 1996, S. 49).

4.2.2 Kompetenzbegriff

Die kompetenztheoretische Begriffsbestimmung der Schlüsselqualifikationen von Reetz bezieht sich auf die *Persönlichkeitstheorie von Heinrich Roth*. Roth geht von der Vorstellung des Menschen als einem »handelnden, bildsamen, entwicklungsfähigen Menschen [aus], der in lebenslangen Lern- und Sozialisationsprozessen seine Persönlichkeit gewinnt« (Reetz 1999, S. 35). Diese Persönlichkeitsentwicklung vollzieht sich durch den Aufbau von Selbstkompetenz, Sach- und Methodenkompetenz sowie von Sozialkompetenz (vgl. ebd., S. 35).

Selbstkompetenz wird von Seyd bezeichnet als das »Fähigkeitsbündel, mit sich selbst als Person verantwortlich umgehen zu können« (Seyd 1994, S. 162). Zu diesen Fähigkeiten zählen persönlich-charakterliche Grundfähigkeiten wie moralische Urteilsfähigkeit, Leistungsbereitschaft, Ausdauer, Aktivität, Lernbereitschaft und Initiative. Aber auch die Fähigkeit zur Selbstreflexion und zur realistischen Einschätzung der eigenen Fähigkeiten sind unter diesem Begriff anzusiedeln. — Selbstkompetenz

Unter *Sachkompetenz* sind Fähigkeiten wie Abstraktionsfähigkeit, Problemlösefähigkeit und die Fähigkeit, Entscheidungen treffen zu können, zu verstehen. In diesen Bereich gehören sowohl kognitive als auch psychomotorische Aspekte. — Sachkompetenz

Als *Sozialkompetenz* schließlich definiert Seyd das »Fähigkeitsbündel, mit den Personen des Umfelds angemessen umgehen zu können« (ebd., S. 64). Dazu zählen kommunikative Fähigkeiten, Kooperationsfähigkeit, Verhandlungsfähigkeit und die Fähigkeit zur Konfliktbewältigung. Diese Kompetenzbereiche sind jedoch nicht getrennt voneinander zu betrachten, sondern sind interdependent und ergeben in ihrer Gesamtheit den Komplex der Schlüsselqualifikationen (vgl. Reetz 1999, S. 35, Schewior-Popp 1998, S. 18, und Seyd 1994, S. 162). — Sozialkompetenz

Die Kompetenztrilogie von Roth kann noch ergänzt werden durch den Begriff der *Methodenkompetenz*. Seyd definiert, in Anlehnung an Schäffner, Methodenkompetenz als die Fähigkeit, sich selbstständig in Sachverhalte — Methodenkompetenz einzuarbeiten, Lösungswege zu suchen und auszuprobieren und tragfähige, begründete Entscheidungen treffen zu können, anstatt auf Anweisung Aufgaben zu erledigen. Die Bündelung all dieser Kompetenzen führt, bezogen auf den beruflichen Bereich, zum Begriff der beruflichen Handlungskompetenz.

Berufliche Handlungskompetenz bezeichnet die »Fähigkeit und Fertigkeit des Berufsträgers, den mit seiner Berufstätigkeit verbundenen Anforderungen sachangemessen, zielstrebig und zügig gerecht zu werden« (Seyd 1994, S. 162) einschließlich der damit verbundenen Planung, Durchführung und Kontrolle der verschiedenen Arbeitsaufgaben.

4.2.3 Vermittlung von Schlüsselqualifikationen

Wenn Schlüsselqualifikationen als berufsbildungsintegrierende Persönlichkeitsbildung angesehen werden, stellt sich nun die Frage, wie diese vermittelbar sind.

Reetz geht davon aus, dass Schlüsselqualifikationen nicht durch direkte Instruktion zu erwerben sind, sondern durch »indirekte Förderung der persönlichen Kräfte und Kompetenzen und nicht ohne Änderung der lernorganisatorischen Bedingungen« (Reetz 1994, S. 36). Er bezieht sich hier auf Piaget, der Lernen als »selbsttätige Konstruktion von internen Begriffen und Modellen der Wirklichkeit« (ebd., S. 38) versteht. Diese konstruktivistische Sicht des Lernens führt Reetz zum Ansatz des handlungsorientierten Lernens bzw. des Handlungslernens als einem Konzept, »bei dem sich Persönlichkeitsentwicklung und Erkenntnisbildung auf der Grundlage tätiger Auseinandersetzung mit der Umwelt [...] vollzieht« (ebd., S. 39). Als besonders effektiv erachtet es Reetz, wenn es sich um Problemlösungsaufgaben handelt, die einen situativen Konflikt enthalten, der wiederum in einen kognitiven Konflikt bei den Lernenden übertragen wird. Hier kann dann das Piagetsche Prinzip der Akkommodation zum Erreichen einer höheren Komplexitätsstufe führen (vgl. ebd., S. 39).

Landwehr beurteilt das Konzept der Schlüsselqualifikationen als Teil einer umfassenden Neuorientierung und ersetzt den Begriff, Bezug nehmend auf den von ihm beschriebenen »Wandel von der mimetischen zur transformativen Kultur« (Landwehr 1996, S. 93), durch den Begriff der transformativen Kompetenz. *Transformative Kompetenz* ist die Fähigkeit, »das vorhandene Wissen im Hinblick auf neue Situationen zu transformieren« und »Situationen im Hinblick auf neues Wissen zu transformieren« (ebd., S. 93–94).

Für einen Unterricht, der transformative Kompetenz fördern soll, stellt er vier Postulate auf:

- »Transformationsfähiges Wissen verlangt einen Unterricht, der die Wissensvermittlung als Erkenntnisprozess konzipiert.

- Transformationsfähiges Wissen verlangt einen Unterricht, der problemorientiert aufgebaut ist.
- Transformationsfähiges Wissen verlangt einen Unterricht, welcher dem subjektiven Verarbeitungsprozess einen großen Stellenwert einräumt.
- Transformationsfähiges Wissen verlangt einen Unterricht, der exemplarische Schwerpunkte setzt« (ebd., S. 95).

Achtenhagen sieht im Konzept der Schlüsselqualifikationen einen Perspektivenwechsel von einer linearen Präsentation von Lernzielen und Lerninhalten zu komplexen Lehr-/Lernarrangements (vgl. Achtenhagen 1996, S. 110). Als geeignete Möglichkeit auf der Vermittlungsebene erachtet er den »Wissenserwerb durch Lehrersteuerung, durch Selbststeuerung der Schüler, durch Gruppenarbeit [...] und [durch] die Anwendung des erworbenen Wissens in anderen Kontexten« (ebd., S. 110). Einen wichtigen Stellenwert räumt Achtenhagen computergestützten komplexen Lernumgebungen ein.

Er formuliert fünf Postulate zur Gestaltung eines zur Schlüsselqualifizierung geeigneten Unterrichts:

Gestaltung des Unterrichts nach Achtenhagen

1. »Konzentration auf Ziel- und Inhaltsbereiche, die große Transfereffekte erwarten lassen,
2. Orientierung an komplexen, lebens- und berufsnahen, ganzheitlich zu betrachtenden, unstrukturierten, d. h. nicht oder nicht zur Gänze schulisch aufbereiteten Problembereichen,
3. Verlagerung des Lernens von der Situation auf die Person,
4. Die Betonung des Lernens als aktiver Prozess und
5. Lernen in Gruppen« (Achtenhagen 1996, S. 111–112).

In Postulat 1 kommt es ihm darauf an, Verstehensprozesse zu fördern und ein Verständnis zu entwickeln, welches nicht an den Kontext gebunden ist. Bei Postulat 2 liegt der Fokus zum einen auf der Teamarbeit, die z. B. im Projektunterricht zum Tragen kommt, und zum anderen auf einer damit verbundenen Multiperspektivität und -dimensionalität. Neben dem Aspekt, dass das Inhaltsangebot vom Lernenden als relevant angesehen werden muss, betont Achtenhagen in Postulat 3 die aktive und möglichst handlungsorientierte Auseinandersetzung mit dem jeweiligen Thema. Die Gestaltung des Lernens als aktiver Prozess, Postulat 4, hat neben Konsequenzen für die Vermittlungsprozesse auch Einfluss auf die Beurteilung, indem nicht nur Leistungen überprüft werden, sondern auch eine Evaluation des Lernprozesses stattfindet. In Postulat 5 steht das soziale Lernen, welches durch Gruppenarbeit ermöglicht wird, im Mittelpunkt der Überlegungen (vgl. ebd. S. 111–112).

In der zusammenfassenden Betrachtung der Ausführungen zu Kompetenzentwicklung und Schlüsselqualifikationen können verschiedene Elemente identifiziert werden, die sich für schlüsselqualifikationsfördernde Lehr-/Lernprozesse eignen. Alle genannten Autoren gehen lerntheoretisch vom

Zusammenfassung

Wissenserwerb als einem aktiven und individuellen Vorgang aus. Für die Auswahl von Lerninhalten wird eine exemplarische Herangehensweise und die Auswahl von Aufgaben empfohlen, die einen Transfer ermöglichen. Im Hinblick auf die konkrete Unterrichtsplanung stehen handlungs- und problemorientierte Vorgehensweisen in situierten Kontexten sowie das Arbeiten in Gruppen und der Projektunterricht im Vordergrund.

4.2.4 Kritik am Konzept der Schlüsselqualifikationen

Wie aus der vorhergehenden Zusammenfassung zu entnehmen ist, beziehen sich die Hinweise, wie ein schlüsselqualifizierender Unterricht zu gestalten ist, vorwiegend auf *methodische Elemente*. Damit ist jedoch nicht die *Frage nach der Auswahl von Inhalten* beantwortet, die zu einer umfassenden Kompetenzförderung und Schlüsselqualifizierung geeignet sind.

Dubs merkt hierzu an, dass das Konzept, welches ursprünglich entwickelt wurde, um die Lernenden anpassungsfähig an rasche und unvorhersehbare Entwicklungen zu machen, zu einer Verallgemeinerung der Bildung geführt hat und nun das von Zabeck als »Schlüsselqualifikations-Dilemma« bezeichnete Problem verursacht: »Je allgemeiner und unspezifischer die Schlüsselqualifikationen definiert werden, desto wahrscheinlicher ist es, dass der Transfer misslingt. Je enger und situationsspezifischer sie gefasst werden, desto weiter entfernen sie sich von der ihr zugesprochenen Form« (Dubs 1996, S. 51).

Weiter führt Dubs aus, dass es keine Schlüsselqualifizierung ohne Fachwissen geben kann. Er geht davon aus, dass zur Erschließung neuer Informationshorizonte eine elaborierte Wissensbasis benötigt wird, die darüber hinaus erst die erforderlichen Voraussetzungen für ein lebenslanges, eigenständiges Lernen schafft (vgl. ebd., S. 51–52).

Dies bestätigt auch Döring, der betont, dass Schlüsselqualifikationen Fachwissen nicht ersetzen können, sondern im Gegenteil von einer breiten, anwendungsfähigen Wissensbasis leben (vgl. Döring 1996, S. 86). Ein weiterer Kritikpunkt ergibt sich aus der Frage, wie der Erwerb von Schlüsselqualifikationen zu überprüfen ist. Hierzu fordert Schewior-Popp die inhaltliche Ausdifferenzierung von Schlüsselqualifikationen, um eine Überprüfbarkeit zu ermöglichen (vgl. Schewior-Popp 1998, S. 19).

4.3 Handlungsorientierter Unterricht

Der Begriff des handlungsorientierten Unterrichts wird von Gudjons als ein »recht grobes Verständigungskürzel für einen an den Rändern unscharfen Methodenkomplex, weniger aber [als] Ausdruck eines theoretisch konzisen didaktischen Modells« (Gudjons 2001, S. 10) bestimmt, sondern als ein »Unterrichtsprinzip, das bestimmte Merkmale hat, das argumentativ theoretisch begründbar ist (lernpsychologisch wie sozialisationstheoretisch) und das in verschiedenen Unterrichtszusammenhängen realisiert wird (und möglichst oft realisiert werden sollte!)« (ebd., S. 10).

Gudjons begründet seine Überlegungen zur Handlungsorientierung in der Pädagogik mit den gegenwärtigen Veränderungen in der Aneignung von Kultur bei Jugendlichen. Diese Veränderungen sind gekennzeichnet durch einen Verlust an Realität auf Grund sich verändernder Lebensbedingungen und gehen mit verringerten Handlungsmöglichkeiten von Heranwachsenden einher. Veränderte demographische Bedingungen mit all ihren Auswirkungen im familiären Bereich, die Medien und besonders die neuen Informationssysteme fördern den Erwerb von »Erfahrungen aus zweiter Hand« (vgl. ebd., S. 18). Der Erwerb von Kultur im Jugendalter vollzieht sich zunehmend durch sogenannte Sekundärerfahrungen an Stelle von Primärerfahrungen, die durch eigene Aneignung gekennzeichnet sind; v. Hentig spricht in diesem Zusammenhang vom »allmählichen Verschwinden von Wirklichkeit« (v. Hentig 1984, zitiert in ebd., S. 67).

Wandel in der Aneignung von Kultur

Primär-/Sekundärerfahrungen

Um dem entgegenzuwirken, verfolgt handlungsorientierter Unterricht das Ziel, Schülern durch aktive Aneignung von Wissen ein höheres Maß an Primärerfahrungen zu bieten (vgl. ebd., S. 13–19).

4.3.1 Theoretische Einordnung der Handlungsorientierung

Das Konzept des handlungsorientierten Unterrichts lässt sich, entsprechend der Ausführungen von Gudjons, auf verschiedenen Theorieebenen begründen: auf der Ebene der Metatheorien, auf der Ebene der Theorien des Denkens, Lernens und der Entwicklung und auf der Ebene der schulpädagogisch-didaktischen Theorien (vgl. Gudjons 2001, S. 41 ff.).

Auf der Ebene der handlungsorientierten Metatheorien leitet Gudjons aus den Ausführungen von Kujawski die Nähe zur Kritischen Theorie der Gesellschaft und zum Dialektischen Materialismus her, geht jedoch davon aus, dass es keine einheitliche Handlungstheorie gibt, die als Grundlage für handlungsorientierten Unterricht fungieren könnte (vgl. Gudjons 2001, S. 40). Im Sinne der Kritischen Theorie wird der Mensch als aktives und vernunftfähiges Individuum angesehen, das sich kritisch mit sich und der Gesellschaft auseinandersetzen kann. Menschliches Tun wird nicht als passives Reagieren, sondern als aktive, zielgerichtete Auseinandersetzung mit der Umwelt betrachtet (vgl. ebd., S. 40).

Ebene der Metatheorien

Auf der zweiten Ebene finden sich verschiedene Theorien, die einen Begründungsrahmen für handlungsorientierten Unterricht darstellen. Gudjons nennt an dieser Stelle aus der Arbeitspsychologie stammende Handlungstheorien, z. B. von Hacker und Volpert, den entwicklungspsychologischen Ansatz von Piaget, die kognitive Handlungstheorie von Aeblis, Arbeiten zur Wissensaneignung und -konstruktion von Einsiedler, Überlegungen zum Konstruktivismus von Dubs und zur Motivationspsychologie von Weinert (vgl. ebd., S. 41).

Ebene der Theorien des Denkens, Lernens und der Entwicklung

Die dritte Ebene beschäftigt sich mit den schulpädagogisch-didaktischen Theorien, bei denen Gudjons den Ansatz von Wöll aufgreift, der seinen

Ebene der schulpädagogisch-didaktischen Theorien

Überlegungen den Habermasschen Handlungsbegriff zugrunde legt. Wöll bewertet den Begriff des *kommunikativen Handelns* als zentral für schulisches Erfahrungslernen und geht davon aus, dass nur mit Lernaktivitäten, die über eine *Verständigung* mit den Schülern koordiniert wurden, Ziele zu erreichen sind, die über das jeweilige Thema hinaus zu einem Zugewinn an Kompetenzen, Erkenntnissen und Einsichten führen. Voraussetzung für ein derart gestaltetes Lernen ist, dass die Lernenden sich mit ihren Lernaufgaben identifizieren und diese selbstständig planen und durchführen (vgl. Gudjons 2001, S. 41–43).

Handlungsbegriff/ Merkmale

Gudjons hält in diesem Sinne zwei Merkmale als kennzeichnend für einen pädagogisch bestimmten Handlungsbegriff:

- »Der Handelnde bestimmt selbst (und/oder mit anderen) über das Vorhaben, er ist an der Planung beteiligt, identifiziert sich mit dem Sinn des Ganzen. *Das* Thema wird zu *unserem* Thema« (ebd., S. 69, Hervorhebung im Original).
- Am Anfang jeder Handlung steht eine echte Fragestellung, sodass der Lernende eine Diskrepanz zwischen vorhandener und wünschenswerter Kompetenz feststellt. Der Wunsch zur Beseitigung dieser Diskrepanz setzt, Gudjons bezieht sich hier auf Aebli, kognitive Prozesse in Gang, die die Voraussetzung zur Übernahme von Verantwortung darstellen. Damit steht nicht mehr das didaktisch aufbereitete Wissen im Vordergrund des Unterrichts; vielmehr wird mit handlungsorientiertem Unterricht entdeckendes und generierendes Lernen angestrebt (vgl. ebd., S. 69).

4.3.2 Handlungsorientiertes Lernen in der Berufsausbildung

Genau wie Gudjons geht auch Seyd davon aus, dass komplexe Lernleistungen nur in der Auseinandersetzung mit Aufgaben zu erreichen sind, mit denen Lernende sich identifizieren und an denen sie sich erproben können.

Für Seyd sind es vier Hauptmerkmale, die einen handlungsorientierten Unterricht ausmachen:

- Aktivitätsspielraum,
- Dispositionsspielraum,
- Entscheidungsspielraum und
- Interaktionsspielraum.

Aktivitätsspielraum wird durch praxisnahe Tätigkeiten geboten. Dispositionsspielraum heißt, das Handeln selbst bestimmen zu können. Entscheidungsspielraum kann wahrgenommen werden, wenn bei Problemen Lösungen selbst ermittelt werden können, und Interaktionsspielraum wird über den kollegialen Austausch während der Arbeit gewährleistet (vgl. Seyd

1994, S. 167). Damit geht, in Anlehnung an Höpfner und Meerten, einher, dass die Auszubildenden in der Gruppe arbeiten, sich ihre Lernziele selbst setzen, ihre Vorgehensweise selbst bestimmen, ihr Handeln gemeinsam durchführen und selbst evaluieren (vgl. Seyd 1994, S. 167).

Diese Vorgehensweise entspricht dem *Modell einer vollständigen Handlung* von Pütz, nach dem zu einer vollständigen Handlung die Komponenten *Handlungsziel, Handlungsplan, Handlungsdurchführung, Handlungsbewertung und Verinnerlichung gehören* (vgl. Gudjons 2001, S. 51).

Seyd kennzeichnet das Prinzip der Handlungsorientierung als ein Mittel zur Förderung der *Handlungskompetenz* in der Berufsausbildung. Entsprechend neuerer Ausbildungsverordnungen in der beruflichen Bildung werden nicht mehr nur berufliche Fertigkeiten und Kenntnisse, sondern Kompetenzen in verschiedenen Bereichen gefordert. Er nennt in diesem Kontext *wirtschaftliche, organisatorische, kommunikative, soziale und ergonomische Kompetenz*, die im beruflichen Handeln und damit auch in der Berufsausbildung zu berücksichtigen sind. Auch der Erwerb von *Schlüsselqualifikationen,* von Seyd verstanden als die drei Qualifikationen berufliche *Handlungsfähigkeit, Problemlösefähigkeit und Kooperations- bzw. Beteiligungsfähigkeit,* soll mit handlungsorientiertem Unterricht in diesem Sinne angestrebt werden (vgl. Seyd 1994, S. 163–164). Ziel der Berufsausbildung ist ein sachkompetenter, entscheidungsfähiger Mitarbeiter, »der sein Aufgabenfeld weitgehend selbst strukturieren und bearbeiten kann« (ebd., S. 167). Um die Forderung nach handlungsorientierter Berufsausbildung einzulösen, sieht Seyd die Gestaltung selbstgesteuerten Lernens als zentral an.

Ziele

> **Definition:** Als selbstbestimmtes Lernen charakterisiert er Lernen, bei dem nicht der Lehrer die Lösung von Aufgaben vorführt, sondern die Lernenden den Lösungsweg selbst erarbeiten.

Möglichkeiten zu selbstgesteuertem Lernen bieten z. B. das Arbeiten mit Fallbeispielen und Projektarbeit; eben Aufgaben, die ein Ausschöpfen der vorher als Merkmale handlungsorientierten Unterrichts genannten Handlungsspielräume ermöglichen. Als besonders geeignet betrachtet Seyd innerbetriebliche Lernorte, wie z. B. Übungsfirmen, in denen Auszubildende realitätsnah, aber ohne betrieblichen Leistungsdruck, den gesamten Arbeitsprozess durchlaufen und damit ihr Wissen handelnd erwerben können (ebd. S. 151–152).

Selbstbestimmtes/ selbstgesteuertes Lernen

Der Gedanke solcher Übungsfirmen kann auf die Pflegeausbildung übertragen werden und führt zum Konzept von *Schulstationen* oder zur Durchführung von Projekten, bei denen Schülergruppen selbstständig die Pflege einer Patientengruppe bzw. eines Teilbereichs einer Station für eine bestimmte Zeit übernehmen. Auch Schewior-Popp betrachtet als ein Ziel der handlungsorientierten Unterrichtsgestaltung in Pflege- und Rehabilitationsberufen die Förderung von *Fach-, Methoden-, Sozial- und Persönlichkeitskompetenzenim Sinne beruflicher Handlungskompetenz*. Ermöglicht werden soll dieser Kompetenzerwerb auf der Basis zweier Grundlagen für berufliche Ausbildung: Einerseits muss die Ausbildung auf einer theoriegeleiteten pflegerischen Praxis basieren; andererseits muss die pädagogische Praxis theoriegeleitet sein. Nur so kann sowohl einer »Verkopfung« von schulischer Ausbildung, aber auch »konzeptlosem Praktizismus« entgegengewirkt werden (vgl. Schewior-Popp 1998, S. 7–8). Dieses am beruflichen Handeln orientierte Tun ist somit gekennzeichnet durch reflektiertes Tätigwerden, welches »den Aspekt der Bewusstheit, der Planbarkeit, der Begründbarkeit und damit der Verantwortung« (ebd., S. 8) umfasst. Handlungsorientierte Ausbildung schließt aber ebenfalls die Orientierung am Handeln der Auszubildenden und ihren vorhandenen und zu erwerbenden Kompetenzen mit ein.

> **Definition:** Jank und Meyer definieren handlungsorientierten Unterricht als einen ganzheitlichen und schüleraktiven Unterricht, in dem die zwischen Schülern und Lehrern vereinbarten Handlungsprodukte die Gestaltung des Unterrichts leiten, sodass Kopf- und Handarbeit in einem ausgewogenen Verhältnis zueinander stehen (Jank und Meyer 1994, S. 355–358).

Handlungsorientierter Unterricht/Merkmale

Die Autoren zeigen sieben Merkmale eines handlungsorientierten Unterrichts auf, die von Schewior-Popp ergänzt wurden: Demzufolge ist handlungsorientierter Unterricht *ganzheitlich*, sowohl bezogen auf den Schüler als auch auf die Auswahl von Lerngegenständen und Unterrichtsmethoden. Ferner ist handlungsorientierter Unterricht geprägt von einem hohen Grad an Schüleraktivität und Selbsttätigkeit, um Handlungskompetenzen zu fördern. Das gemeinsame Erstellen von Handlungsprodukten, mit denen die Schüler sich identifizieren können, gehört ebenso dazu wie das Ansetzen an subjektiven Schülerinteressen, um neue Interessen und fachliche Notwendigkeiten zu erkennen. Handlungsorientierter Unterricht beteiligt die Schüler an der Planung, Durchführung und Auswertung des Unterrichts (vgl. Schewior-Popp 1998, S. 13).

Damit ist handlungsorientierter Unterricht zunächst und vor allem auch *schülerorientierter Unterricht*. Weitere Merkmale handlungsorientierten Unterrichts sind »die Öffnung der Schule nach innen (andere Fächer, Kollegen) und außen (verschiedene Lernorte)« sowie »das Bemühen um ein ausgewogenes Verhältnis von Kopf- und Handarbeit auf der Basis eines Grundverständnisses, das beide Bereiche als gleichwertig betrachtet« (ebd., S. 13).

Schlussfolgerung

Aus den dargestellten Ansätzen lassen sich folgende Schlüsse für den handlungsorientierten Unterricht in der Berufsausbildung ziehen:
Grundlegende Annahme für handlungsorientierten Unterricht ist die Sicht des Menschen als kritisch denkendes und vernunftfähiges Individuum, welches in der Lage ist, sich aktiv mit sich und der Gesellschaft auseinander zu setzen (vgl. Gudjons 2001, S. 40). Handlungsorientierter Unterricht verfolgt das Ziel, den Schülern durch die aktive Auseinandersetzung mit

dem jeweiligen Thema sogenannte Primärerfahrungen zu ermöglichen. Diese aktive Auseinandersetzung beinhaltet die Beteiligung der Auszubildenden an Planung, Durchführung und Evaluation von Unterricht. Die Lernenden ermitteln in der Gruppe selbst ihre Lernziele, bestimmen ihr Vorgehen und bewerten nach der Durchführung gemeinsam ihr Handeln. Auf diese Weise ist eine Identifikation der Lernenden mit ihrem Lernprozess und den Lernergebnissen zu erzielen. Ferner können bei einer solchen Vorgehensweise personale, soziale und sachbezogene Kompetenzen gefördert werden, die für die spätere Berufsausübung von Bedeutung sind. Handlungsorientierung in der Berufsausbildung bedeutet somit einerseits *Orientierung am beruflichen Handeln*, vor allem aber *Schülerorientierung*.

4.4 Fazit

In Betrachtung der Ansätze Konstruktivismus, Kompetenzentwicklung/ Schlüsselqualifizierung und Handlungsorientierung kristallisieren sich Übereinstimmungen im Hinblick auf Zielsetzung von Bildung bzw. Ausbildung und methodische Ansätze heraus. Als einhelliges Ziel einer (beruflichen) Bildung wird die Handlungskompetenz der Lernenden genannt, auch wenn diese von den verschiedenen Autoren unterschiedlich definiert wird. Die Intention, die zukünftigen Berufstätigen mit Sach-, Sozial- und Selbstkompetenz im Sinne einer überdauernden und übergreifenden Persönlichkeitsbildung und Schlüsselqualifizierung auszustatten, ist indirekt ebenfalls in allen beschriebenen Ansätzen vorhanden.

Bildungsziel: Handlungskompetenz

Diese Kompetenzen, sind sie einmal erreicht, dauerhaft zu erhalten, ist nicht denkbar ohne die Bereitschaft zum lebenslangen Lernen; deshalb gilt es, die Lernenden dazu zu befähigen und die Motivation zum Lernen zu fördern. Um diese Ziele zu erreichen, müssen entsprechende lernorganisatorische Bedingungen geschaffen werden. Als wesentlichen Aspekt zur Förderung sozialer und personaler Kompetenzen wird z. B. die Arbeit in Gruppen genannt; der konstruktivistische Ansatz in der Pädagogik sieht hier besondere Chancen durch alters-, geschlechts- und leistungsheterogene Lerngruppen.

Lebenslanges Lernen

Ebenfalls übereinstimmend genannte Bedingung ist die Identifikation der Lernenden mit ihren Aufgaben. Um eine solche Identifikation herbeizuführen, stehen in konstruktivistischen Ansätzen die komplexen und authentischen Lernbedingungen im Vordergrund, im handlungsorientierten Unterricht die Orientierung an gewünschten und vorhandenen Kompetenzen sowie am (beruflichen) Handeln der Lernenden. Auch das selbstgesteuerte Lernen stellt eine Möglichkeit dar, diese Identifikation und die ebenfalls geforderte aktive Auseinandersetzung mit dem Thema zu erreichen. Selbstgesteuertes Lernen bedeutet die Übernahme von Verantwortung für den eigenen Lernprozess; die Lernenden sollen ihren Lernprozess selbst planen, durchführen und evaluieren bzw. reflektieren. Als Möglichkeiten hierzu werden z. B. das Lernen an Fallbeispielen, in computerunterstützter Lern-

Selbstgesteuertes Lernen

umgebung oder Textform und Projektarbeit genannt. Allen beschriebenen lerntheoretischen/didaktischen Ansätzen gemeinsam ist vor allem die Auffassung, dass transferfähiges Wissen sich besonders erfolgreich durch die Bearbeitung von Problemlöseaufgaben bzw. echten Fragestellungen generiert. In den konstruktivistischen Ansätzen wird mit Problemlöseaufgaben angestrebt, die Entstehung von trägem Wissen zu vermeiden und Handlungswissen zu vermitteln. Reetz sieht in Problemlöseaufgaben die Chance, dass der situative Konflikt in einen kognitiven Konflikt übertragen wird, der wiederum im Sinne Piagets über die Akkommodation zur Erweiterung der kognitiven Strukturen führt. Auch Gudjons, in Anlehnung an Aebli, geht davon aus, dass durch eine echte Fragestellung eine Diskrepanz zwischen vorhandener und wünschenswerter Kompetenz entsteht und dadurch kognitive Prozesse angestoßen werden.

> **Merke:** Problem-based Learning mit seinen Zielen und der Herangehensweise ist ein Ansatz zur Wissensvermittlung, der die meisten der hier beschriebenen Möglichkeiten zur Förderung von beruflicher Handlungskompetenz in sich zu vereinen beansprucht.

5 Fallbeispiele – Schlüsselelement zum problemorientierten Lernen

Trigger

Da alle beschriebenen Formen des Problem-based Learning auf einem Fallbeispiel aufbauen, sei es als Problem, als Aufgabe oder als Szenario, stellt dieses quasi das Schlüsselelement zum problemorientierten Lernen dar. Der Fall bildet den Bezugsrahmen für das neu zu erwerbende Wissen.

In den verschiedenen problemorientierten Ansätzen sind unterschiedliche »Trigger« beschrieben und für pflegerelevante Themen denkbar: eine Patientenanamnese, ein Videoclip, ein verschriftlichter Dialog zwischen Pflegepersonen bzw. zwischen einer Pflegeperson und dem pflegebedürftigen Menschen oder ein Dienstübergabegespräch. Allen Möglichkeiten ist gemeinsam, dass sie eine Situation aus der Praxis wiedergeben sollen, die an Vorwissen und Erfahrungen anknüpft, zum Fragen und Nachdenken animiert und damit den Lernanstoß bildet. Die Frage, der hier nachgegangen werden soll, ist, welche inhaltlichen und Gestaltungselemente ein Fallbeispiel aufweisen muss, um den Lernprozess in entsprechender Weise einzuleiten.

Lerntexte/konstruierte Fallbeispiele

Werden keine unveränderten »Originalfälle« verwendet, handelt es sich bei einem Fallbeispiel zunächst um einen Lerntext, den Kohler als einen Text definiert, der eigens zu Lernzwecken verfasst und entsprechend didaktisch aufbereitet ist (vgl. Kohler 1997, S. 80). Die Überlegung, wie ein Lerntext grundsätzlich zu gestalten ist, führte Kohler hin zu den sogenannten »*Hamburger Verständlichkeitsmachern*«:

Die vier Dimensionen »Sprachliche Einfachheit«, »Gliederung – Ordnung«, »Kürze – Prägnanz« und »zusätzliche Stimulanz« wurden aus empirischen Untersuchungen von Langer, Schulz v. Thun und Tausch entwickelt und können handlungsleitend für die Erstellung von Lerntexten sein (vgl. Kohler 1997, S. 86). Im Hinblick auf praxisnahe Fallbeispiele sind zumindest die ersten drei Dimensionen jedoch kontraproduktiv, weil die Realität, mit der die zukünftigen Berufsangehörigen konfrontiert werden, weder einfach, konkret, übersichtlich noch auf das Wesentliche beschränkt ist. Reale Situationen sind häufig das ganze Gegenteil: kompliziert, unübersichtlich und wichtige Aspekte sind oft nicht auf den ersten Blick von weniger wichtigen Sachverhalten zu unterscheiden.

Eine mögliche Herangehensweise an das Problem der Konstruktion von Fallbeispielen bieten dagegen Aspekte aus gemäßigt konstruktivistischen Ansätzen, wie Kohler sie beschreibt. Sie geht davon aus, dass der Ausgangspunkt des Lernprozesses ein komplexes, authentisches Problem darstellt, welches Richtung und Ablauf des Lernprozesses bestimmt (vgl. ebd., S. 105). Da für eine solche Problembeschreibung im Gegensatz zur realen Situation nur sprachliche Mittel zur Verfügung stehen, können sich »die Authentizität des Problems, seine Relevanz, Echtheit und Farbigkeit [...] allein im Kopf des Lesers bilden« (ebd., S. 106). Um dies zu erreichen, müssen viele verschiedene Anknüpfungspunkte im Sinne von Vorwissen und Vorerfahrungen für den Lernenden im Fallbeispiel gegeben sein. Weiter sollte darauf geachtet werden, dass einerseits interessante, anregende und andererseits weniger interessante, aber wichtige Textteile in einem ausgewogenen Verhältnis zueinander stehen. Kohler verweist auf unterschiedliche in der Literatur beschriebene Möglichkeiten, schriftlich formulierte Problemstellungen authentisch werden zu lassen. Meistens wird zu diesem Zweck an das Alltagswissen und an vermutete persönliche Erfahrungen der Leser angeknüpft.

Eine weitere Möglichkeit, echt erscheinende Fallbeispiele zu konstruieren, besteht darin, reale Problemsituationen direkt zu protokollieren oder die unmittelbar betroffene Person die Situation selbst beschreiben zu lassen (vgl. ebd., S. 108). Die Tendenz zu echten oder echt wirkenden Fällen wird von Bornhöft u. a. und Wilkie bestätigt, die anführen, dass echte Fälle bzw. Fälle, die »sich echt anfühlen?, von den Studierenden besser angenommen werden als konstruierte und modifizierte Fälle (vgl. Borhöft u. a. 1997, S. 106, und Wilkie 2000, S. 22).

Authentische Fallbeispiele

5.1 Entwicklung von Fallbeispielen an der Harvard Medical School

Das Problem, möglichst authentische und zum selbstgesteuerten Lernen anregende Fälle für die Grundlagenwissenschaften im Medizinstudium an der Harvard Medical School zu konzipieren, griff Hafler auf. Sie interviewte im Rahmen ihrer Dissertation 22 »Fall-Autoren« über deren Vorgehensweise bei der Konstruktion von Fallbeispielen (vgl. Hafler 1997, S. 151–152). Die Ergebnisse werden im Folgenden dargestellt.

Fall-Autoren Der Umfang von Fällen, die für PBL konstruiert sind, kann stark variieren. Die Fallbeispiele sind im Durchschnitt fünf Seiten lang und werden für eine Bearbeitungsdauer über drei bis vier Kleingruppensitzungen konzipiert. Inhalt der Fälle ist typischerweise die Geschichte eines Patienten und das Problem, welches ihn zum Arzt geführt hat. Die beschriebene Vorgehensweise zur Fallkonzeption ist so, dass von der Curriculumgruppe zunächst die Themen und Ziele für die kommende Lehreinheit festgelegt werden. Auf der Grundlage der Lehr-/Lernziele erstellen die Fall-Autoren dann die Fallgeschichte. Als Fall-Autoren werden Personen ausgewählt, die auf Grund ihrer persönlichen Erfahrung oder ihrer fachlichen Expertise für das Thema als besonders geeignet angesehen werden. Meistens arbeiten ein klinischer Spezialist und ein Grundlagenwissenschaftler als Ko-Autoren zusammen. Als besonders befähigt stellten sich Autoren heraus, die bereits als Tutoren gearbeitet hatten. Diese Personen sind am ehesten in der Lage, die Perspektive der Studierenden in der Fallbearbeitung einnehmen und möglicherweise auftretende Probleme bzw. den erforderlichen Zeitbedarf einschätzen zu können.

Fallgestaltung In der Konzeption der Fälle beschreiben es die Autoren als ein Problem, eine angemessene Auswahl fachlicher Informationen für die Studierenden zu treffen. Die übereinstimmende Meinung war, dass Fälle ein *zentrales Thema* haben müssen. Für fortgeschrittene Studierende hat es sich als sinnvoll erwiesen, irrelevante Informationen, sogenannte »*Red herrings*«, in die Fälle einzubauen. Die meisten Originalfälle bzw. Situationen in der Praxis enthalten diese »Red herrings«, und fortgeschrittene Studierende haben so die Möglichkeit zu üben, Prioritäten zu setzen.

Als weiteres relevantes Thema in der Fallgestaltung hat sich die Frage herauskristallisiert, welche Quellen für die fallbezogenen Informationen verwendet werden sollen. Zur Diskussion standen die Überlegungen, entweder nur echte Daten zu verwenden, aus der Erinnerung Situationen zu beschreiben oder aber Daten zu erfinden und damit hypothetische Fälle zu konstruieren. Letztlich hat sich alles als möglich erwiesen: einen Fall komplett neu zu erfinden, einen Originalfall zu verwenden oder einen Fall aus aktuellen Daten und Daten aus der Erinnerung zusammenzufügen. Die Untersuchungen ergaben jedoch, dass echte Fälle bzw. Fälle, die möglichst echt erschienen, für die Studierenden interessanter waren als rein hypothetische.

Die Fallbeschreibungen werden durch den *Tutorenleitfaden* ergänzt, in welchem der Autor die Schlüsselprobleme seines Falls für den Tutor darlegt, der die Fallbearbeitung betreut. Alle Fälle werden, bevor sie bei den Studierenden zum Einsatz kommen, gelesen und korrigiert; Hafler macht jedoch keine Angaben dazu, wer diese Korrektur durchführen soll. Nach der Verwendung der Fälle durch die Studierenden und die Tutoren findet eine Evaluation durch die Studierenden statt. Die Rückmeldung erfolgt an die Gruppe, die für die Curriculumentwicklung und -evaluation zuständig ist (vgl. Hafler 1997, S. 151–158).

Prüfung der Fälle

5.2 Planung von problemorientierten Lerneinheiten und Entwicklung von Fallbeispielen in der Pflegeausbildung

Die Durchführung von problemorientierten Lerneinheiten und der damit verbundenen Entwicklung von Fallbeispielen bedarf der systematischen Vorbereitung. Aus den Ausführungen von Kohler und Hafler lassen sich mehrere Schlussfolgerungen für die Entwicklung von Fallbeispielen in der Pflegeausbildung ableiten, die unabhängig vom Aufbau des Lehrplans oder Curriculums einer Schule sind. Diese ermöglichen ein mehrschrittiges Vorgehen zur Planung der problemorientierten Lerneinheit:

Davon ausgehend, dass die meisten Schulen für Pflegeberufe die Ausbildung im Blockunterricht organisiert haben, sollte zwei bis drei Wochen vor Blockbeginn eine organisatorische Vorbesprechung im Team stattfinden. Bei dieser Gelegenheit können die Lehr-/Lernziele für die kommenden Unterrichtseinheiten sowie methodische Planungselemente, z. B. die Durchführung einer POL-Unterrichtseinheit, entsprechend dem Curriculum festgelegt werden. In diesem Rahmen kann geplant werden, welche Themen sich zur problemorientierten Bearbeitung anbieten. Ferner kann der erste Schritt zur Entwicklung eines oder mehrerer Fallbeispiele(s) erfolgen, indem die Lehr-/Lernziele für die POL-Einheit gemeinsam besprochen und abgestimmt werden. Sinnvoll ist ebenso, im Team zu überlegen, welcher der Lehrer als Autor des Fallbeispiels infrage kommt und wer als klinischer Spezialist zur Beratung hinzugezogen werden kann. In den meisten Fällen wird der Lehrer, der die Unterrichtseinheit übernimmt, gleichzeitig Fall-Autor und Tutor sein. Als klinische Spezialisten sind in erster Linie fachkompetente Pflegepersonen aus dem entsprechenden Fachbereich der Klinik denkbar; wenn es um ein eher medizinisches Thema geht, können Ärzte herangezogen werden. Aber auch die Hygienefachkräfte, Physiotherapeuten oder Diätassistenten können mit ihrem Fachwissen zur Aktualität und Authentizität eines Fallbeispiels beitragen. Dass problemorientiertes Lernen damit indirekt zur Verbesserung der interdisziplinären Beziehungen beiträgt, ist ein willkommener Nebeneffekt.

Schritt 1: Vorbesprechung im Team

Der nächste Schritt ist dann die Überlegung, ob ein echter Fall zur Anwendung kommt oder ob ein hypothetischer Fall konstruiert werden soll.

Schritt 2: Fallkonstruktion

Da alle Autoren darin übereinstimmen, dass echte oder echt wirkende Fälle am besten als Lernstimulus geeignet sind, sollte sich der Fall-Autor um die Beschaffung realer Informationen bemühen. Gerade die klinischen Spezialisten können hier auf den Fundus ihrer Erfahrungen zurückgreifen und evtl. geeignete Patientenunterlagen zur Verfügung stellen, mit denen gearbeitet werden kann. Aus den Lehr-/Lernzielen und den fachlichen Informationen kann nun im nächsten Schritt die Fallgeschichte erstellt werden.

Zunächst sollte überlegt werden, aus wessen Perspektive die Geschichte formuliert sein soll. Eine Möglichkeit ist, eine Pflegeanamnese darzulegen. In der Pflegeanamnese können alle Informationen übersichtlich geordnet und in sachlicher Form dargelegt werden. Denkbar ist, das in der Klinik übliche Formular zu verwenden, mit dem die Auszubildenden vertraut sind. Andere Möglichkeiten sind, die Probleme aus der Sicht eines pflegebedürftigen Menschen oder eines betroffenen Angehörigen zu erzählen. Ein Beispiel hierfür wäre der Brief einer neu eingezogenen Heimbewohnerin an ihre Enkeltochter. Auch die Formulierung eines Dialoges, z. B. im Rahmen der Dienstübergabe oder einer Visite, können geeignete Trigger sein.

Welche Art der Fallgeschichte gewählt wird, hängt letztlich von den angestrebten Lernzielen und von der Phantasie bzw. den schriftstellerischen Fähigkeiten des Fall-Autors ab. Inhaltlich sollte jedoch beachtet werden, dass an Vorwissen und Vorerfahrungen der Auszubildenden angeknüpft wird, um das Interesse an der Situation zu wecken und den Lernstimulus zu setzen. Mit fortschreitendem Ausbildungsstand kann der Fall zunehmend komplexer werden. Eine Herausforderung für – im Ausbildungsstand aber auch in der POL-Methode – fortgeschrittene Auszubildende sind an der Praxis orientierte Situationsschilderungen, in die eine Vielzahl relevanter und irrelevanter Aspekte eingebaut sind; mithilfe solcher auf den ersten Blick unübersichtlicher, aber realitätsnaher Fälle können die zukünftigen Berufsangehörigen lernen, Wichtiges und Unwichtiges voneinander zu unterscheiden und Prioritäten zu setzen. Anfänger, die zunächst nur Einzelaspekte wahrnehmen, sind mit solchen Fällen überfordert und benötigen ein ihrem Ausbildungsstand entsprechend ausgewogenes Verhältnis von interessanten und wichtigen Aspekten. Die »interessanten Aspekte« dienen als zusätzliche Stimulanzen im Sinne der bereits erwähnten Hamburger Verständlichkeitsmacher.

Schritt 3: Erstellung eines Tutorenleitfadens	Häufig wird es so sein, dass der Fall-Autor gleichzeitig Tutor der Lerngruppe ist. Falls dies nicht der Fall ist, ist es sinnvoll, einen kurzen Leitfaden mit den zu erarbeitenden Zielen und Inhalten zu erstellen, damit der Tutor die Gruppe gezielt im Lernprozess fördern und begleiten kann.
Schritt 4: Überprüfung des Falls im Team	Bevor die Fallgeschichte im Unterricht zum Einsatz kommt, sollte sie im Schulteam zur Diskussion gestellt werden und außerdem überprüft werden, ob die beabsichtigten Lehr-/Lernziele auch für nicht an der Fallerstellung beteiligte Personen, z. B. einen Praxisanleiter, zu ermitteln sind.
Schritt 5: Evaluation des Falls nach der Unterrichtseinheit	Auch nach der Bearbeitung des Falls in der POL-Einheit ist es sinnvoll, die Auszubildenden und den Tutor den Fall evaluieren zu lassen. Indirekt

geschieht dies durch Lernerfolgskontrollen; aber auch die direkte Frage, ob der Fall ansprechend war, ob er zum Nachdenken angeregt hat oder ob z. B. Informationen gefehlt haben, kann hilfreich für die weitere Arbeit an Fallbeispielen sein.

5.3 Inhaltsentscheidungen bei der Gestaltung von Fallbeispielen

Um »die Struktur eines Lerninhaltes didaktisch zu reflektieren und darauf aufbauend zu Planungsentscheidungen hinsichtlich der Inhaltsdimension zu gelangen« (Schewior-Popp 1998, S. 73), ist es notwendig, der eigentlichen Konstruktion eines Fallbeispiels als dem Schlüsselelement des problemorientierten Lernens verschiedene didaktische Entscheidungen voranzustellen. Für Überlegungen zur Inhaltsdimension eines Fallbeispiels können die Kernfragen der didaktischen Analyse im Anschluss an Klafki (vgl. Schewior-Popp 1998, S. 73 ff.) – in veränderter Reihenfolge – herangezogen werden:

Frage eins: »Welche Möglichkeiten des Unterrichtsaufbaus, der Sozialformen, der Methoden und Arbeitsmaterialien sind im Hinblick auf den geplanten Inhalt sinnvoll und notwendig?« (Schewior-Popp 1998, S. 77), kann, da Unterrichtsaufbau, Sozialformen und Methoden bereits durch das jeweilige POL-Konzept vorgegeben sind, umgekehrt werden, sodass es heißt: »Ist der geplante Inhalt für eine Vermittlung mit der POL-Methode geeignet?« Wie bei Methodenentscheidungen im konventionellen Unterricht, sollte der Inhalt die Methode bestimmen. Auch wenn es international vollständig problemorientierte Pflegestudiengänge gibt, ist zu diskutieren, ob sich wirklich alle Inhalte einer Pflegeausbildung für eine problemorientierte Vermittlung eignen. *Frage 1: Eignung des Inhalts für POL*

Die zweite Frage bezieht sich auf die Vorkenntnisse und Lernvoraussetzungen, über die die Schüler verfügen müssen, um die mit dem Inhalt verbundenen Fragestellungen bearbeiten zu können (vgl. ebd. S. 74). Hierzu ist zu sagen, dass es gerade bei einer Lernform, in der große Teile des Lernprozesses selbstgesteuert verlaufen und nicht stets ein Lehrer anwesend ist, der bestehende Wissenslücken durch kurze Wiederholungen füllen kann, besonders wichtig ist, darauf zu achten, dass an das vorhandene Wissen angeknüpft werden kann. Dies setzt eine sorgfältige Analyse der Lernvoraussetzungen voraus. *Frage 2: Vorkenntnisse und Lernvoraussetzungen*

Die dritte Frage beschäftigt sich mit der Inhaltsstruktur des Themas und mit der Überlegung, ob der Inhalt aus verschiedenen Perspektiven betrachtet werden kann (vgl. ebd., S. 74). Besonders der Aspekt der Perspektiven ist wichtig im Hinblick auf die angestrebten Lernziele. Sollen z. B. mit einem pflegerischen Thema in besonderer Weise affektive Lernziele fokussiert werden, kann es sich ggf. anbieten, die Perspektive der zu pflegenden Person oder betroffener Angehöriger einzunehmen. *Frage 3: Inhaltsstruktur und Perspektiven*

Frage 4: Grundlegende Frage- und Problemstellungen	Frage vier thematisiert die grundlegenden Frage- und Problemstellungen, die mit dem Inhalt verbunden sind (vgl. ebd., S. 75). Diese Frage steht im Mittelpunkt bei der Konstruktion von Fallbeispielen, weil dies genau die zentralen Problemstellungen sind, die sich in einem Fallbeispiel widerspiegeln sollten. Nur wenn es gelingt, die Aufmerksamkeit der Schüler zu fokussieren, werden diese auch die Lernziele anstreben und die Inhalte erarbeiten, die der Lehrer als zentral ansieht.
Frage 5: Exemplarität	Frage fünf fragt nach dem exemplarischen Charakter des Inhalts und den Möglichkeiten zum Transfer (vgl. ebd., S. 75). Auch diese Fragen sind beim problemorientierten Lernen essenziell, da eines der wichtigsten Ziele dieser Lernform der Transfer darstellt. Exemplarität als Frage danach, »welchen allgemeinen Sachverhalt, welches allgemeine Problem [...] der betreffende Inhalt [erschließt]« (Jank und Meyer 1994, S. 133), ist beim problemorientierten Lernen, bei dem weite Inhaltsbereiche mit einem Fallbeispiel erschlossen werden sollen, Voraussetzung.
Frage 6: Lernziele	Die sechste Frage, ob mithilfe des geplanten Inhalts die beabsichtigten Lernziele erreicht werden können (vgl. Schewior-Popp 1998, S. 77), muss auch bei der Konstruktion von Fallbeispielen bedacht und vor ihrer Verwendung, wie auch Hafler empfiehlt (vgl. Hafler 1997, S. 156), noch einmal durch andere Personen überprüft werden.

Nachdem diese grundsätzlichen Entscheidungen zum Fallinhalt getroffen wurden, kann mit der Fallkonstruktion begonnen werden.

Tab. 2: Planung von problemorientierten Lerneinheiten

Planung von problemorientierten Lerneinheiten	
Arbeitsschritt	**Ziel**
1. Vorbesprechung im Team	• Entscheidung für das Unterrichtsthema und die damit verbundenen Lernziele. • Prüfung, ob das Thema für eine Vermittlung durch POL geeignet ist.
2. Fallkonstruktion	• Entscheidung ob ein echter oder ein konstruierter Fall verwendet werden soll. • Befragung von Experten und Beschaffung von Informationen.
Inhaltsentscheidung	
1. Vorkenntnisse und Lernvoraussetzungen 2. Inhaltsstruktur und Perspektiven 3. Frage- und Problemstellungen 4. Exemplarität 5. Lernziele	• Ermittlung der notwendigen Vorkenntnisse der Schüler. • Festlegung der Perspektive, aus der der Fall erzählt wird. • Ermittlung der zentralen Problemstellung, die der Fall widerspiegeln soll.

Planung von problemorientierten Lerneinheiten		
Arbeitsschritt	Ziel	
	• Frage nach Exemplarität und Transfermöglichkeiten des gewählten Inhalts. • Überprüfung des Fallinhalts auf Erreichbarkeit der Lernziele.	
3. Erstellung eines Tutorenleitfadens	• Optimale Begleitung und Förderung der Lerngruppe durch den Tutor.	
4. Überprüfung des Falls im Team	• Beurteilung, ob die angestrebten Lernziele aus der Fallgeschichte zu ermitteln sind.	
5. Evaluation des Falls nach der Unterrichtseinheit	• Ständige Verbesserung der Fallbeispiele hinsichtlich Inhalt und Lernmotivationsfaktor. • Erwerb von Anregungen für neue Fälle.	

Tab. 2:
Planung von problemorientierten Lerneinheiten
– Fortsetzung

5.4 Fazit

Zusammenfassend kann gesagt werden, dass problemorientierte Lerneinheiten und die Entwicklung von Fallbeispielen sorgfältig geplant werden müssen. Nur wenn die Einbindung in die Gesamtorganisation des Unterrichtsblocks gelingt, kann auch die POL-Einheit erfolgreich sein. Ein Schlüsselelement im problemorientierten Lernen ist die Fallkonstruktion, die ebenfalls einer Reihe von inhaltlichen Vorüberlegungen bedarf. Die Kernfragen der didaktischen Analyse von Klafki können hier zu Inhaltsentscheidungen herangezogen werden. Da der Fall im problemorientierten Lernen eine zentrale Position einnimmt und als Schlüssel zum Wissenserwerb dienen soll, ist der zunächst vielleicht hoch erscheinende Aufwand durchaus als gerechtfertigt zu betrachten.

6 Das Projekt »POL im Fach Hygiene und medizinische Mikrobiologie«

Nach der theoretischen Beschäftigung mit der Thematik »Problemorientiertes Lernen« wurde im Sommer 2001 an der *Krankenpflegeschule Brüderhaus am Katholischen Klinikum in Koblenz/Rhein* ein Unterrichtsversuch durchgeführt, um die Methode des problemorientierten Lernens auch in der Praxis zu erproben.

Die diesem Buch zugrunde liegende Diplomarbeit sollte die Frage untersuchen, ob die problemorientierte Unterrichtsgestaltung im Sinne des

Problem-based-Learning-Konzepts eine Chance darstellt, das Interesse der Auszubildenden am Thema Hygiene zu wecken, die Bedeutung hygienebezogenen Handelns zu verdeutlichen und die Auszubildenden adäquat auf ihre derzeitigen und zukünftigen Aufgaben in diesem Bereich vorzubereiten. Dieser Fragestellung vorausgegangen waren Überlegungen zur aktuellen Problematik der Krankenhaushygiene, speziell zu nosokomialen Infektionen und zu daraus folgenden Anforderungen an hygienisches Handeln in der Pflege sowie zu Konsequenzen für die Ausbildung.

Analog der Kriterien der Universität Witten/Herdecke zur Auswahl von Unterrichtsinhalten (vgl. Bornhöft u. a. 1997, S. 103), nämlich:

- Häufigkeit,
- Wichtigkeit und
- Exemplarität,

wurden zunächst folgende Themen für das Projekt ausgewählt:

1. Mikrobiologie: Resistenz und Methicillin-resistenter Staphylococcus aureus (MRSA)
2. Hygiene: hygienische Richtlinien der Pflege von Patienten mit MRSA-Kolonisation bzw. MRSA-Infektion.

Das Kriterium Häufigkeit ergibt sich aus der zunehmenden Anzahl MRSA-kolonisierter bzw. -infizierter Patienten im Krankenhaus, mit denen Pflegepersonen konfrontiert werden. Da die Prävention und Bekämpfung krankenhauserworbener Infektionen, und zu denen zählen Infektionen mit MRSA in besonderer Weise, im Mittelpunkt aller krankenhaushygienischen Bemühungen steht, ist auch das Kriterium der Wichtigkeit gegeben. Die exemplarische Bedeutung des Themas liegt darin begründet, dass MRSA ein Beispiel für eine Infektionskrankheit ist, bei dem die Maßnahmen der Standardhygiene nicht ausreichen, sondern spezielle Isolierungsmaßnahmen erforderlich sind. Das Verständnis davon, warum hier welche Vorkehrungen nötig sind, erschließt die Durchführung entsprechender Schritte bei anderen Infektionskrankheiten.

Nachfolgend werden die Vorbereitung, Durchführung und Evaluation der Unterrichtseinheit beschrieben.

6.1 Vorbereitung der Unterrichtseinheit

Die Vorbereitung der problemorientierten Unterrichtseinheit zum Thema »Resistenzen und MRSA« umfasst die Ermittlung von Rahmenbedingungen und Lernvoraussetzungen, eine verkürzte Sachanalyse des Unterrichtsthemas, Entscheidungen für Lehr-/Lernziele sowie die inhaltliche und organisatorische Konzeption des Projekts.

6.1.1 Einordnung der Unterrichtseinheit in das schulische Gesamtkonzept

Der Unterrichtsplanung zugrunde lag zum damaligen Zeitpunkt ein schuleigener Lehrplan, der sich am Curriculum »Pflegen können« (Dreymüller u. a. 1993) orientierte. Für das Fach Mikrobiologie/Hygiene bestand im Rahmen des Gesamtlehrplans ein eigenes Fachcurriculum. Das Fachcurriculum Mikrobiologie/Hygiene umfasst ca. 100 Unterrichtsstunden und ist so aufgebaut, dass im Einführungsblock zunächst ein Überblick über grundlegende Eigenschaften nützlicher und humanpathogener Mikroorganismen gegeben wird und die Schüler in die Infektionslehre eingeführt werden. Ferner werden Basiskenntnisse für den ersten Praxiseinsatz vermittelt, z. B. zur Händehygiene und zum Umgang mit kontaminierten Materialien. In den folgenden Unterrichtsblöcken steht von Seiten der Mikrobiologie in jedem Block jeweils ein Mikroorganismus (Bakterien, Pilze, Viren, Protozoen und Prione) mit seinen Eigenschaften zur Vertiefung im Vordergrund. In der Hygiene folgen bis zur Mitte des zweiten Ausbildungsjahres alle im KrPflG (von 1986) vorgeschriebenen Hygienethemen mit Schwerpunkt auf der Verhütung nosokomialer Infektionen, jeweils in Verknüpfung mit dazu passenden Themen in anderen Fächern. So sind z. B. die Anatomie und Physiologie von Niere und ableitenden Harnwegen, die Erkrankungen dieser Organe, deren Diagnostik und Therapie, die Pflege von Menschen mit Inkontinenz, das Legen von Blasenverweilkathetern und schließlich die Prävention von Harnwegsinfektionen im Lehrplan in einem Unterrichtsblock zusammengefasst.

Zum Hygieneunterricht zählen auch vermehrt praktische Übungen wie z. B. das Anlegen steriler Handschuhe, der Umgang mit Sterilgut, das Ansetzen von chemischen Desinfektionslösungen usw.

Curriculum

In der zweiten Ausbildungshälfte geht es schwerpunktmäßig um die Verknüpfung von Hygienewissen und pflegerischen Aspekten. Die Themen sind hier exemplarisch gewählt, wie z. B. HIV-Infektion, Lungentuberkulose, Knochenmarktransplantation und Verbrennungen. Diese werden eingebunden in größere Unterrichtseinheiten, bestehend aus Krankheitslehre, Pflege, Psychologie und Hygiene. Diese integrierten Unterrichtseinheiten werden ergänzt durch Exkursionen, z. B. zur »AIDS-Station« der Universitätsklinik in Frankfurt und anderen Einrichtungen der AIDS-Hilfe. Die Lernkontrollen erfolgen durch Klausuren und durch die jährlich stattfindenden Zwischenprüfungen. Da Mikrobiologie/Hygiene Teil der mündlichen Examensprüfung ist, finden auch die Zwischenprüfungen in Form mündlicher Prüfungen statt.

Schwerpunkt in der zweiten Ausbildungshälfte

6.1.2 Rahmenbedingungen und Lernvoraussetzungen

Institutioneller Rahmen

Die Krankenpflegeschule am Brüderhaus ist dem Katholischen Klinikum Marienhof-St. Josef angegliedert, einer gemeinnützigen GmbH, deren

Krankenpflegeschule am Brüderhaus

Gesellschafter die beiden Ordensgemeinschaften Barmherzige Brüder von Maria Hilf e. V. (Trier) und die Genossenschaft der Schwestern vom Heiligen Geist GmbH (Koblenz) sind.

Das Katholische Klinikum ist im Januar 2001 aus einer Fusion der beiden Krankenhäuser Marienhof und Brüderkrankenhaus St. Josef entstanden und verfügt derzeit über insgesamt 492 Planbetten an zwei Standorten mit den Fachabteilungen Innere Medizin, Chirurgie, Orthopädie/Wirbelsäulenchirurgie, Neurologie/Stroke Unit, Gynäkologie/Geburtshilfe, HNO, Anästhesie und Intensivmedizin. Sowohl der Marienhof als auch das Brüderhaus hatten zu diesem Zeitpunkt eigene, voneinander unabhängige Krankenpflegeschulen. Die Schüler beider Schulen wurden bereits an beiden Standorten eingesetzt. Die Krankenpflegeschule am Brüderhaus verfügt über 60 Ausbildungsplätze; das Ausbildungsjahr beginnt jährlich am ersten April. Das Schulteam bestand zu diesem Zeitpunkt aus vier Lehrern, deren unterschiedliche Stellenanteile sich auf insgesamt 3,25 Planstellen addieren. Hinzu kommt die Stelle einer Praxisanleiterin. Zusätzlich unterrichten an der Schule einige Dozenten; ca. 80 % des theoretischen Unterrichts werden jedoch durch die Lehrer der Schule abgedeckt. Jeder Lehrer, mit Ausnahme des Schulleiters, hat durchschnittlich einen klinischen Arbeitstag pro Woche, an dem gezielte Anleitungen mit den Schülern stattfinden. Der theoretische Unterricht ist als Blockunterricht organisiert.

Die Räume der Krankenpflegeschule sind im Erdgeschoss des Personalwohnheims untergebracht; die Schule verfügt über zwei Klassenräume mit Internet-Zugang, einen Demonstrationsraum, eine Bibliothek sowie das Sekretariat und die Lehrerbüros. Außerdem steht den Schülern ein Aufenthaltsraum mit einem weiteren Internet-Anschluss zur Verfügung.

Personenbezogene und fachliche Lernvoraussetzungen

Beschreibung der Lerngruppe

Die Lerngruppe besteht aus Auszubildenden in der ersten Hälfte des zweiten Ausbildungsjahres und setzt sich aus zwölf Frauen und drei Männern im Alter von 18 bis 22 Jahren zusammen. Zwölf Schüler haben einen mittleren Bildungsabschluss, drei Schüler die Allgemeine Hochschulreife. Der Kurs zeichnet sich insgesamt durch eine hohe Motivation und ein intaktes soziales Gefüge aus. In den bisher durchgeführten Leistungskontrollen kristallisierten sich eine kleine Spitzengruppe und ein breites Mittelfeld heraus.

Im bisherigen Verlauf ihrer Ausbildung hatten die Schüler bereits Gelegenheit, verschiedene Sozialformen und Unterrichtsmethoden kennen zu lernen; hierzu gehörten auch Kleingruppen- und Einzelarbeiten. Die meisten Schüler bevorzugen auf Grund ihrer schulischen Sozialisation einen lehrerzentrierten Unterricht mit starker Vorstrukturierung ihrer Mitschriften. Besonders bei den Einzelarbeiten legen die Schüler großen Wert darauf, ihre Ergebnisse hinterher durch Besprechung in der Großgruppe »absichern« zu lassen. Ein selbstständiges Erarbeiten ohne diese Form der Fremdkontrolle haben die Schüler bisher noch nicht kennen gelernt. Alle Schüler haben im ersten Ausbildungsjahr an einer Einführungsveranstaltung zum Thema Internetnutzung teilgenommen.

Im Hinblick auf die geplante Unterrichtseinheit können folgende fachliche Vorkenntnisse vorausgesetzt werden: *Fachliche Vorkenntnisse*

- Die Schüler kennen den Aufbau der Bakterienzelle, mögliche Lebensbedingungen und die Morphologie von Bakterien. Auch Staphylokokken und deren pathogene Wirkung, mögliche Übertragungswege und durch Staphylococcus aureus verursachte Erkrankungen sind den Schülern vertraut.
- Aus dem Pharmakologieunterricht sind den Schülern mögliche Wirkungsmechanismen von Antibiotika an der Bakterienzelle bekannt.

6.1.3 Sachinhalt der Unterrichtseinheit

Resistenzen

Als Resistenz (lat. resistere = widerstehen) wird das widerstandsfähige »Verhalten von Bakterien gegenüber Konzentrationen von Antiinfektiva, die im Makroorganismus am Orte des Infektes realisiert werden können« (Kayser u. a. 1998, S. 193), bezeichnet.   *Resistenztypen/Resistenzmechanismen*

Es werden drei Resistenztypen unterschieden: die natürliche, die erworbene und die biochemische Resistenz. Die natürliche Resistenz stellt eine Arteigenschaft dar, erworbene Resistenzen dagegen kommen durch Mutation zustande. Biochemische Resistenzen zeichnen sich dadurch aus, dass Stämme empfindlicher Taxa einen biochemischen Resistenzmechanismus aufweisen, der klinisch sowohl relevant als auch irrelevant sein kann. Bakterienstämme mit erworbener Resistenz kommen gehäuft bei Enterobacteriaceae, Pseudomonaden, Staphylokokken und Enterokokken vor.

Mikroorganismen können verschiedene Resistenzmechanismen aufweisen: die Produktion inaktivierender Enzyme, z. B. Betalactamasen, die Bildung resistenter Zielmoleküle sowie die Entstehung von Permeabilitätsmechanismen, bei denen der Stofftransport durch die Zellmembran gestört wird. Resistente Erreger sind für den gesunden Menschen harmlos, können jedoch bei prädisponierten Patienten lebensbedrohliche Infektionen verursachen (vgl. ebd., S. 193–194).

Methicillin-resistenter Staphylococcus aureus

Staphylokokken sind grampositive Kokken, die sich in Haufen oder Trauben anordnen und sowohl aerob als auch anaerob kultiviert werden können. Die Gattung Staphylococcus umfasst über 30 Spezies und Subspezies; die für die Humanmedizin bedeutendste Spezies ist Staphylococcus aureus. Infektionen mit Staphylococcus aureus kommen sowohl außerhalb als auch innerhalb der Klinik vor und verursachen ein breites Spektrum an Infekti-   *Gattung* onskrankheiten, welches von banalen Hautinfektionen bis hin zu systemischen Infektionen reicht.

Multiresistente Erreger Die Bezeichnung Methicillin-resistenter Staphylococcus aureus (MRSA) bezieht sich auf das Antibiotikum Methicillin als ersten, heute nicht mehr im Handel befindlichen Vertreter der Substanzgruppe der Penicillinase-stabilen Penicilline. Methicillin-resistente Staphylokokken sind häufig gegen weitere Antibiotika resistent und werden deshalb auch als multiresistente Erreger (MRE) bezeichnet (vgl. Mutschler 1996, S. 666). MRSA sind weltweit verbreitet und haben eine große Bedeutung als Verursacher nosokomialer Infektionen. Das Haupterregerreservoir für Staphylococcus aureus ist der Mensch. Die Kolonisationsrate bei Erwachsenen wird inzwischen so eingeschätzt, dass 15–40 % der gesunden Erwachsenen mit einem antibiotikasensiblem Staphylococcus aureus kolonisiert sind (vgl. Robert-Koch-Institut 2020). Das eigentliche Reservoir des Erregers ist der Nasenvorhof. Infektionen mit MRSA können sowohl als endogene Infektionen aus der körpereigenen Besiedlung hervorgehen als auch exogen bedingt sein. Die exogene Übertragung, in der Klinik von Patient zu Patient, erfolgt am häufigsten über die Hände des Personals. Prädisponierende Faktoren für Staphylokokkeninfektionen sind eine Verminderung der zellulären Abwehr, die verschiedene Ursachen haben kann: implantierte Fremdkörper wie Venenkatheter oder Gelenkersatz, Verletzungen der Haut oder bestimmte Infektionserkrankungen (vgl. Kayser u. a. 1998, S. 221, Ruef 2001, S. 93).

Isolierung bei Patienten mit MRSA

Epidemische Virulenz

Epidemische Virulenz Bestimmte MRSA-Stämme haben die Fähigkeit, sich epidemisch auszubreiten; diese Eigenschaft wird als »epidemische Virulenz« bezeichnet. Die epidemische Virulenz wird zusätzlich erhöht durch die rasche und asymptomatische Kolonisation von Kontaktpersonen. Untersuchungen von Jernigan u. a. haben gezeigt, dass das Übertragungsrisiko von MRSA um das 16-Fache reduziert wird, wenn infizierte Patienten konsequent isoliert werden (vgl. Widmer und Heeg 2001, S. 294).

Grundsätze für die MRSA-Abwehr Das Robert Koch-Institut (2020) hat sechs Grundsätze zur Kontrolle der MRSA-Situation in Krankenhäusern postuliert:

- »eingehende Information und Schulung des Personals,
- frühzeitiges Erkennen und Verifizieren von MRSA-Kolonisation bzw. Infektion (Screening)
- konsequente (Kohorten-) Isolierung MRSA-kolonisierter/-infizierter Patienten,
- strikte Einhaltung der erforderlichen Hygienemaßnahmen,
- den Versuch der Sanierung bekannter MRSA-Träger,
- sowie den kontrollierten Umgang mit Antibiotika.«

Die detaillierten Empfehlungen der Kommission für Krankenhaushygiene und Infektionsprävention am Robert Koch-Institut zur Prävention von MRSA-Übertragungen werden an dieser Stelle nicht dargelegt. Sie finden sich in den Richtlinien des Robert Koch-Instituts zur Krankenhaushygiene und Infektionsprävention sowie im Internetportal des Robert Koch-Instituts.

6.1.4 Lehr-/Lernziele

Das übergeordnete Lernziel der Unterrichtseinheit war, die Schüler zu befähigen, alle notwendigen Schutz- und Isolierungsmaßnahmen bei der Pflege von Patienten mit MRSA erklären und begründen zu können; sowohl im Hinblick auf die Verhütung nosokomialer Infektionen als auch mit Blick auf das häufig von Pflegepersonen zu hoch eingeschätzte Risiko für das Personal. Dieses Lernziel schließt den theoretischen Hintergrund mit einem grundlegenden Verständnis vom Zustandekommen von Resistenzen und der Resistenzproblematik im Krankenhaus ein.

Im Einzelnen wurden für die gesamte Unterrichtseinheit folgende, durchweg kognitive Lehr-/Lernziele ausgewählt:

Der Schüler/die Schülerin ...

1. definiert die Begriffe »Resistenz« und »MRSA«,
2. erläutert mögliche bakterielle Resistenzmechanismen,
3. erklärt, welche Menschen für MRSA-Infektionen prädisponiert sind,
4. erklärt und begründet die Schutz- und Isolierungsmaßnahmen, die für den Aufenthalt MRSA-kolonisierter bzw. -infizierter Patienten in der Klinik notwendig sind,
5. nennt und erläutert Empfehlungen für betroffene Patienten und Angehörige für den Umgang mit sozialen Kontakten,
6. zeigt auf, wie MRSA-Träger saniert werden können und welche Maßnahmen zur Verhinderung einer Rekolonisierung geeignet sind, und
7. begründet die Relevanz einer koordinierten und interdisziplinären Zusammenarbeit in der konsequenten Durchführung von Isolierungsmaßnahmen.

Auf mögliche weitere affektive Lernziele, die für das Thema als wichtig erachtet werden, wie z. B.: »Der Schüler versteht, wie belastend die Situation für den Patienten ist, das Zimmer nicht verlassen zu dürfen und die Pflegepersonen und seine Angehörigen nur in Schutzkleidung zu erleben?, wurde verzichtet, um das Thema nicht zu umfangreich zu gestalten. Es ist jedoch geplant, diese Problematik im Zusammenhang mit der Schutzisolierung immungeschwächter Patienten aufzugreifen.

6.1.5 Inhaltliche und organisatorische Konzeption der Unterrichtseinheit

Ziele — Der Praxisversuch zum Thema »Resistenzen und MRSA« hatte drei Ziele:

1. Die Schüler sollten in die Methode des problemorientierten Lernens eingeführt werden.
2. Die Schüler sollten durch positive Erfahrungen zu weiterem Arbeiten mit der Methode motiviert werden.
3. Die Lehrer selbst wollten erste Erfahrungen mit dem problemorientierten Unterricht sammeln.

Schrittweise Heranführung an die POL-Methode — Die ersten Vorüberlegungen hinsichtlich der Lernvoraussetzungen führten zu dem Entschluss, eine klassische Problemaufgabe zu stellen (▶ Teil I, Kap. 2.3.3) und zur Bearbeitung das POL-Modell von Pfaff zugrunde zu legen. Um aber eine Überforderung der Schüler zu vermeiden, wurde entschieden, die Schüler schrittweise an die neue Methode heranzuführen. Es galt also, eine modifizierte Form des problemorientierten Lernens zu entwerfen, die sowohl mit den institutionellen Rahmenbedingungen als auch mit den Lernvoraussetzungen gut zu vereinbaren war und darüber hinaus Entwicklungsmöglichkeiten offen ließ. Darüber, wie eine dauerhafte Implementierung der Methode an der Schule zu gestalten wäre, wurden noch keine festen Vorstellungen formuliert; zunächst sollte die praktische Erfahrung mit den Schülern wegweisend für das weitere Vorgehen sein.

Konzeptionelle Vorüberlegungen

Für den gesamten Praxisversuch standen zwölf Unterrichtsstunden zur Verfügung. Die konzeptionellen Vorüberlegungen und Entscheidungen betrafen sowohl inhaltliche als auch organisatorische Aspekte sowie Überlegungen zur Lernzielkontrolle.

Inhaltliche Aspekte — Die inhaltlichen Überlegungen zum Thema »Resistenzen und MRSA« führten zu dem Schluss, das Grundlagenwissen, in diesem Fall die Mikrobiologie, in konventionellem, strukturorientiertem Unterricht zu vermitteln und den Schwerpunkt des problemorientierten Lernens auf das hygienebezogene Handlungswissen zu legen. Diese Vorgehensweise hatte zwei Gründe:

1. Das Hygienehandeln als praxisrelevantes Thema stand im Vordergrund des Interesses, und
2. die Kenntnisse aus der Mikrobiologie bildeten nur die notwendige Grundlage dazu, auf der es aufzubauen galt; keinesfalls sollte es um eine vertiefte Auseinandersetzung mit der Resistenzproblematik gehen, die im Pharmakologieunterricht im Zusammenhang mit der Antibiotikatherapie erneut aufgegriffen wird.

Außerdem war zu befürchten, dass die Schüler mit einem allzu komplexen Fall überfordert würden und das Ziel, eine behutsame Heranführung an das problemorientierte Lernen, so nicht erreicht werden könnte. Auch Kohler zeigt auf, dass problemorientiertes Lernen eher für ein vertiefendes Lernen geeignet ist und eine strukturorientierte Vorgehensweise durchaus sinnvoll ist, um den Lernenden einen kurzen Einblick in das Thema zu ermöglichen (vgl. Kohler, S. 25–26).

Der insgesamt dreiwöchige Unterrichtsblock wurde mehrere Wochen vor dem eigentlichen Praxisversuch im Schulteam geplant. Bereits hier deutete sich an, dass aus organisatorischen Gründen keine zusätzlichen Lehrpersonen als Tutoren für die problemorientierte Unterrichtseinheit zur Verfügung stehen würden. Damit konnte die ursprüngliche Überlegung, die Unterrichtseinheit nach dem klassischen Siebensprung oder entsprechend der modifizierten Form nach Pfaff durchzuführen und die einzelnen Gruppen intensiv zu betreuen, auch aus personellen Gründen nicht realisiert werden. Stattdessen musste eine Unterrichtskonzeption entwickelt werden, die eine Lehrperson alleine durchführen kann. Weiterhin erschien es wichtig, die Schüler, die relativ wenig Erfahrungen mit selbstständiger Arbeit hatten, nicht zu verunsichern oder zu überfordern. Für den ersten Versuch sollte das Maß an *instruktionaler Unterstützung* daher eher hoch sein.

<small>Organisatorische Aspekte</small>

Deshalb wurde schließlich eine Vorgehensweise gewählt, die zwar die klassischen Aspekte des problemorientierten Lernens beinhaltet, d. h. die Kleingruppenarbeit und das Eigenstudium. Gleichzeitig sollte aber nicht auf eine Ergebnissicherung im Sinne einer ausführlichen Nachbesprechung in der Großgruppe verzichtet werden. Im Hinblick darauf, dass Autoren von dem hauptsächlichen Problem berichteten, die Lernenden wüssten nicht, ob sie die richtigen Lernziele verfolgt und die Inhalte ausreichend vertieft hätten (vgl. Bornhöft u. a., S. 117), wurde die Entscheidung getroffen, die Gesamtgruppe bis zur Lernzielerstellung eng zu betreuen, um den Lernenden diesbezüglich Sicherheit zu vermitteln. Angestrebt wurde jedoch, im Laufe der nächsten Unterrichtseinheiten die selbstständigen Anteile der Schülerarbeit sukzessive zu erweitern.

Von den *räumlichen Gegebenheiten* her ergaben sich keine Probleme. Die Schule verfügt über ausreichend Räume, um für alle Kleingruppen einen Arbeitsplatz zu schaffen. Problematisch war jedoch, ausreichend Literatur zur Verfügung zu stellen, um die Schüler selbstständig recherchieren und geeignete Informationsquellen auswählen zu lassen. Deshalb wurde der Schwerpunkt auf eine Internetrecherche gelegt und kurzerhand beschlossen, den Schülern zur Recherche zusätzlich die Lehrerbüros zur Verfügung zu stellen. Ergänzend sollten die Schüler Kopien aus zwei Veröffentlichungen zum Thema erhalten.

Um eine Bewertung des Lernerfolgs nach Abschluss der problemorientierten Unterrichtseinheit vornehmen zu können, wurde eine *Klausur* konzipiert, deren Umfang aus organisatorischen Gründen den Umfang einer Zeitstunde nicht überschreiten durfte und deshalb nur jeweils eine Frage zu den

<small>Lernzielkontrolle</small>

Bereichen Mikrobiologie und Hygiene umfasste. Der Schwerpunkt der Lernkontrolle lag auf dem prozeduralen Wissen; es ging darum, anhand eines Fallbeispiels mit leicht veränderten situativen Bedingungen das erworbene Wissen anzuwenden.

Eine Chance für problemorientiertes Lernen im Fach Hygiene und medizinische Mikrobiologie ist auch darin zu sehen, dass die Ausbildungs- und Prüfungsverordnung für Berufe in der Krankenpflege (1986) für das Fach eine mündliche Prüfung vorsieht. Im Prüfungsgespräch ergibt sich – anders als in schriftlicher Form – die Möglichkeit, mithilfe konkreter Fallbeispiele Zusammenhänge und Begründungen zu erfragen. Deshalb besteht so – über die einzelne Lernkontrolle hinaus – die Gelegenheit, in den kommenden Zwischenprüfungen bzw. im Examen das Thema noch einmal fallbezogen aufzugreifen.

6.1.6 Methode

Nach diesen ersten konzeptionellen Überlegungen wurde eine vierphasige Konzeption in neun Einzelschritten geplant, die am POL-Modell nach Pfaff orientiert ist (vgl. Pfaff 1997, S. 10–30), aber die Schritte eins bis fünf in der Großgruppe durchführt. Betont werden soll an dieser Stelle noch einmal, dass diese noch sehr lehrerzentrierte Konzeption keinesfalls als endgültige Vorgehensweise zu betrachten ist, sondern als ersten Schritt, um die Schüler mit dem problemorientierten Lernen vertraut zu machen.

Phase eins – Arbeit in der Großgruppe

Einführung in das POL **Schritt 1:** Im ersten Schritt erfolgt eine Einführung der Schüler in das problemorientierte Lernen. Die Ziele einer problemorientierten Unterrichtsgestaltung werden dargestellt, und die für die erste Lerneinheit geplante Vorgehensweise einschließlich der Möglichkeiten zur Literaturrecherche wird erläutert. Anschließend sollen die Schüler in einer kurzen schriftlichen Befragung, die sich am Fragebogen von Labudde anlehnt (vgl. Labudde 1999, S. 14), eine erste Einschätzung der Methode abgeben und zu ihren Erwartungen Stellung nehmen.

Fallbeispiel **Schritt 2:** Das Fallbeispiel wird in der Großgruppe vorgestellt, an alle Schüler verteilt und mit verteilten Rollen vorgelesen. Anschließend werden unklare Begriffe gemeinsam geklärt und das Problem bzw. die Aufgabenstellung definiert. Ziel ist, dass alle Schüler eine gleiche Vorstellung von der geschilderten Situation und der darin beinhalteten Problematik haben. Schritt zwei wird von der Lehrperson moderiert.

Brainstorming **Schritt 3:** Mit einem Brainstorming wird auf das Vorwissen der Schüler zurückgegriffen. Jeder Schüler hat die Möglichkeit, unzensiert Ideen zu äußern und Fragen aufzuwerfen. Die Stichworte werden zur weiteren Verwendung an der Tafel notiert oder auf Karten geschrieben und an der

Pinnwand befestigt. Das Brainstorming wird, falls sich eine Schülerin/ein Schüler dazu bereit erklärt, von dieser/m moderiert und von der Lehrperson ggf. unterstützt.

Schritt 4: Im vierten Schritt werden die zusammengetragenen Ideen strukturiert. Es wird ermittelt, welche Vorkenntnisse zur Lösung des Problems bereits vorhanden sind. Außerdem wird festgestellt, welche Informationen und Kenntnisse noch erforderlich sind, um das Problem zu bearbeiten, und welches Hintergrundwissen dazu erarbeitet werden muss. Dieser Schritt wird, falls möglich, von einer Schülerin moderiert und von der Lehrperson unterstützt. — *Strukturierung der Ideen*

Schritt 5: Ausgehend von den in Schritt vier ermittelten Wissensdefiziten werden nun die Lernziele formuliert und schriftlich festgehalten. Die Formulierung der Lernziele bedarf auf jeden Fall der Hilfe der Lehrperson, weil die Schüler darin keinerlei Übung haben. — *Formulierung der Lernziele*

Damit sich jeder Schüler mit allen Lernzielen auseinandersetzt, die zur Verfügung stehende Zeit jedoch begrenzt ist, werden in der Kleingruppe nicht die Lernziele, jedoch die Literaturquellen zur Bearbeitung aufgeteilt. Jeder Schüler sollte mindestens in zwei verschiedenen Quellen recherchieren, da in der Literatur oft unterschiedliche Sichtweisen vertreten werden (vgl. Moust u. a. 1999, S. 57).

Phase zwei – Eigenstudium

Schritt 6: Die Bearbeitung der in Schritt fünf ermittelten Lernziele erfolgt im Eigenstudium. Hierzu können die Schüler sowohl Klassenräume, Aufenthaltsraum, die Lehrerbüros, die Bibliothek als auch ihre privaten Zimmer im Wohnheim nutzen. Die Schüler haben die Möglichkeit, sowohl die vorgeschlagenen Literaturquellen (Internetadressen und Kopien) zu verwenden als auch sich neue Informationsquellen zu erschließen. Die Lernergebnisse werden von jedem Schüler selbstständig strukturiert und schriftlich festgehalten. Während dieser Phase steht die Lehrperson als Tutorin für Hilfestellung bei der Recherche, nicht aber als Expertin für inhaltliche Fragen zur Verfügung. — *Bearbeitung der Lernziele in Eigenregie*

Phase drei – Kleingruppenarbeit

Schritt 7: Die Schüler treffen sich in ihrer Kleingruppe und vergleichen und besprechen ihre Ergebnisse. Sind Probleme aufgetaucht oder Fragen offen geblieben, können diese in der Kleingruppe geklärt werden. In dieser Phase steht auch die Lehrperson den Schülergruppen auch für gezielte fachliche Fragen zur Verfügung. Die gemeinsamen Ergebnisse werden zur Präsentation im Plenum vorbereitet, also z. B. auf Folie oder Flipchart festgehalten. — *Ergebnisvergleich in der Kleingruppe*

Phase vier – Plenum

Präsentation der Ergebnisse in der Großgruppe

Schritt 8: Im achten Schritt werden die Lernergebnisse durch Vertreter der Kleingruppen in der Großgruppe präsentiert, besprochen und ggf. weiter vertieft. Gemeinsam wird erörtert, ob und in welcher Qualität die Lernziele erreicht wurden. Falls noch Fragen offen geblieben sind, können diese gemeinsam mit der Lehrperson geklärt werden. Die Auswertung der Lernergebnisse wird von der Lehrperson moderiert.

Evaluierung des Lernprozesses

Schritt 9: Zum Schluss der ersten problemorientierten Lerneinheit wird der Lernprozess evaluiert. Die Schüler nehmen Stellung dazu, ob das Fallbeispiel schlüssig war, ob die zur Verfügung stehende Zeit ausreichend war, wie die Zusammenarbeit funktioniert hat und welche Probleme es gab. Zur Evaluation der Unterrichtseinheit wird eine schriftliche Befragung durchgeführt, die sich am Fragebogen von Labudde u. a. orientiert (vgl. Labudde u. a. 1999, S. 18–19). Vorschläge und Kritik der Schüler an der Unterrichtseinheit werden zur Gestaltung der weiteren Einführung des problemorientierten Lernens aufgegriffen.

6.1.7 Erstellung des Fallbeispiels

Anwendung welcher Lernziele?

Der erste Schritt zur Erstellung des Fallbeispiels war die Überlegung, welche Lernziele mit der problemorientierten Unterrichtseinheit angestrebt werden sollten. In Anbetracht der großen Unsicherheit, die bei sämtlichen Berufsgruppen im Krankenhaus im Umgang mit infektiösen Patienten immer wieder zu beobachten ist, sollte das übergeordnete Lernziel für die problemorientierte Lerneinheit die Handlungskompetenz der Schüler im Umgang mit MRSA-infizierten bzw. -kolonisierten Patienten sein. Hierzu wurden die operationalisierten Lernziele formuliert und anschließend im Team besprochen. Der Hygienefachpfleger des Klinikums, der als klinischer Spezialist zusätzlich zu relevanten Aspekten befragt werden sollte, befand sich zurzeit im Urlaub.

Art des Szenarios

Die nächste Überlegung galt der Art des Szenarios. Das Fallbeispiel durfte aus den vorher beschriebenen Überlegungen heraus nicht zu komplex sein und sollte für den Einstieg in die neue Unterrichtsform zum Lernen ermutigen. Es war zu bedenken, dass viele verschiedene Informationen die Schüler vom Wesentlichen ablenken könnten und die Schüler zum Anfang noch nicht in der Lage sein würden zu priorisieren.

Zur Fallgeschichte gab es drei mögliche Alternativen:

- eine echte Patientenanamnese zu verwenden,
- eine Patientengeschichte zu modifizieren oder
- einen Fall zu erfinden.

Da in der Literatur beschrieben ist, dass echte Fälle von Lernenden als geeigneter eingeschätzt werden, wurden die Krankenakten einer Patientin beschafft, die als »Fall« geeignet erschien. Angeregt durch ein zufällig mitgehörtes Gespräch unter Pflegepersonen und einem Stationsarzt zum Thema »MRSA«, wurde aus der Krankengeschichte der Patientin und dem Gespräch ein mittägliches Dienstübergabegespräch konstruiert. Aus der ersten Betrachtung des Fallbeispiels ergaben sich zunächst Zweifel, ob ein Beispiel, welches die an der Situation beteiligten Personen als mehr oder weniger unqualifiziert darstellt, als Trigger für zukünftige Berufsangehörige geeignet ist. In dem Bewusstsein, dass diese Situation aber treffsicher die Realität abbildet, mit der die Schüler in der Praxis konfrontiert werden, wurde im Team entschieden, es zu verwenden. Ein Foto von einer Dienstzusammenkunft über dem verschriftlichten Gespräch sollte die Schüler zusätzlich auf die Situation einstimmen. Um das Fallbeispiel überschaubar zu lassen, wurde auf besondere Lernstimuli in Form zusätzlicher Informationen verzichtet.

Als letzter Schritt wurde das Fallbeispiel den Kollegen noch einmal vorgelegt, um überprüfen zu lassen, ob die angestrebten Lernziele daraus zu ermitteln waren oder ob dafür Informationen fehlten. Nach einer positiven Rückmeldung konnte die Fallkonstruktion damit abgeschlossen werden. Da die Fall-Autorin gleichzeitig auch die Gruppe als Tutorin betreute, war die Erstellung eines zusätzlichen Tutoren-Leitfadens nicht erforderlich. Damit waren alle Vorbereitungen für die erste problemorientierte Unterrichtseinheit an der Schule abgeschlossen, und die Durchführungsphase konnte beginnen.

Fallbeispiel: Der Patient mit MRSA-Kolonisation/-Infektion

Freitag, 09.09.2003, 13.10 Uhr: Dienstübergabe auf der orthopädischen Station 4. Die Stationsleitung Katja Becker berichtet ihrem Kollegen Christian und der Pflegeschülerin Nina über die Patientin Frau Brenner, die heute Nachmittag aufgenommen werden soll. Auch Stationsarzt Dr. Schlau sitzt dabei und hört interessiert zu.

Katja:	»… und dann soll heute Nachmittag noch Frau Brenner aus der Rehabilitationsklinik in Bernkastel-Kues zu uns zurückverlegt werden. Ihr wisst doch sicher noch, die Patientin, die vor drei Wochen eine Hüftvollprothese erhalten hat.«
Christian:	»Warum kommt Frau Brenner denn überhaupt noch einmal zurück?«
Katja:	»An der Wunde hat sich wohl eine Fistel gebildet, da soll bei uns nochmal nachgeschaut werden.«
Dr. Schlau:	»Die Kollegen aus Bernkastel-Kues haben gesagt, es sei MRSA im Fistelsekret nachgewiesen worden. Ich weiß auch nicht, ihr müsst da mal schauen…«
Christian:	»In welches Zimmer legen wir Frau Brenner denn? Ist das Bett bei Frau Müller noch frei? Ihr wisst schon, die Patientin mit der Knievollprothese.«

> Katja: »Ja, das ist noch frei. Ich denke, die beiden passen vom Alter her gut zusammen.«
> Dr. Schlau: »Frau Brenner wird sowieso nicht lange bei uns bleiben wollen. Sie hat eine große Familie und wollte schon gar nicht zur Rehabilitation. Wir werden sehen, dass wir sie möglichst schnell wieder entlassen können.«
> Nina: »Was ist denn MRSA? Müssen wir da irgendwas beachten? Ich dachte, das sei ansteckend?«
> Dr. Schlau: »Ach, das ist alles nicht so dramatisch...«
> Katja: »Tja, das weiß ich auch nicht so genau. Da ruft ihr am besten mal den Hygienefachpfleger, Herrn Römer, an!«
> Christian: »Der ist doch im Urlaub!«
> Katja: »Na ja, dann müsst ihr eben mal sehen, wie ihr das regelt. Also dann: schönen Dienst!«

6.2 Durchführung der Unterrichtseinheit

Die zwölf Unterrichtsstunden der Einheit fanden in der Zeit vom 10. bis 13. September 2001 statt. Die Stundenverteilung gestaltete sich wie folgt:

- Montag, 10.09.01
  08.00 – 09.30 Uhr: Einführung in das problemorientierte Lernen
  14.00 – 15.30 Uhr: Fallvorstellung und Ermittlung der Lernziele
- Dienstag, 11.09.01
  12.15 – 15.30 Uhr: Eigenstudium
- Mittwoch, 12.09.01
  8.00 – 09.30 Uhr: Kleingruppenarbeit
- Donnerstag, 13.09.01
  10.00 – 11.30 Uhr: Präsentation und Auswertung

Die zur Lernkontrolle vorgesehene Klausur wurde für Mittwoch, den 26.09.01 festgesetzt.

6.2.1 Einführung der Schüler in die Methode

Der Unterricht begann mit einer zweistündigen Einführung in das problemorientierte Lernen, angelehnt an die Vorgehensweise, wie sie von Moust u. a. und Pfaff beschrieben wird. Thematisiert wurden die Ziele des problemorientierten Lernens, die verschiedenen Aufgabentypen und das von Pfaff erweiterte Bearbeitungsschema für Problemaufgaben. Weiter wurden die Schüler über die zur Einführung der Methode geplante modifizierte Vorgehensweise und über die vorgesehene Zeitplanung informiert. Hinzu kamen organisatorische Hinweise zur Benutzung der Internet-Anschlüsse und zu den Möglichkeiten der Literaturrecherche.

Im Anschluss daran wurde eine kurze schriftliche Befragung durchgeführt, in der die Schüler nach ihrer ersten Einschätzung der Methode des problemorientierten Lernens befragt wurden. Die Fragen waren dem von Labudde u. a. erstellten *Fragebogen* entnommen und sollten zu einer gedanklichen Auseinandersetzung der Schüler mit der Methode führen. Ziel der Vorgehensweise war, dem Lehrer einen Eindruck von der Motivation und den Erwartungen der Schüler zu geben. An der Befragung nahmen 15 Schüler teil.

Schriftliche Befragung der Schüler

Die beiden Fragen lauteten:

1. »Können Sie sich nach der ersten Einführung in das problemorientierte Lernen vorstellen, dass diese Methode regelmäßig an unserer Krankenpflegeschule angeboten wird?«
2. Die Frage war mit »Ja« oder »Nein« zu beantworten; die beiden Antwortmöglichkeiten waren anzukreuzen.
3. »Wie schätzen Sie die Vor- bzw. Nachteile dieser Lernmethode ein?? Die Frage war offen zu beantworten.

Die Ergebnisse der Befragung zeigten, dass sieben Schüler sich vorstellen konnten, dass problemorientiertes Lernen als Methode an der Schule eingeführt wird, sieben Schüler dagegen konnten sich das zunächst nicht vorstellen; ein Schüler antwortete mit »weiß ich nicht«.

Ergebnis

Die Antworten der Schüler auf die zweite Frage sind im Folgenden vollständig wiedergegeben und wortgetreu übernommen worden; orthographische Fehler wurden korrigiert. Aussagen, die mehrfach genannt wurden, werden jedoch nur jeweils einmal aufgeführt.

Als Vorteile der Methode bewerteten die Schüler:

Vorteile

- »Man lernt, selbstständig das notwendige Material zu finden.«
- »Man lernt, eigenständig zu lernen.«
- »Eigene Wissenslücken können gezielt geschlossen werden.«
- »Jeder lernt, was er braucht.«
- »Lernen, alle Medien zu nutzen.«
- »Man kann sich nicht drücken und andere für sich arbeiten lassen.«
- »Ich glaube, dass man dadurch das Thema wirklich besser versteht.«
- »Selbstständigkeit.«
- »Man hat Zeit, sich mit einem Problem wirklich zu beschäftigen.«

Als Nachteile wurden angesehen:

Nachteile

- »Man weiß nie, ob das, was man lernt, auch das ist, was man später braucht.«
- »Man kommt leicht durcheinander, wenn jeder etwas anderes hat.«
- »Bei schlechtem Gesprächsleiter endlose Diskussionen.«
- »Bei Gruppenarbeit gibt es immer Streit.«
- »Ist sehr zeitaufwändig.«

- »Große Umstellung.«
- »Schwierig, abschätzen zu können, was wichtig und was unwichtig und ob es vollständig ist.«

Eine Aussage, die insgesamt drei Mal hinzugefügt wurde, war: »Ich will kein Gesprächsleiter/Schriftführer sein.«

Die Antworten zeigten, dass die Schüler in der Lage waren, mögliche Vor- und Nachteile der Vorgehensweise bzw. Probleme mit der Durchführung durchaus realistisch zu betrachten. Die vorherige Einschätzung, dass die Schüler für diesen ersten Versuch ein höheres Maß an instruktionaler Unterstützung benötigten und dass eine schrittweise Heranführung an die Methode sinnvoll wäre, um die Motivation zu erhalten und den Schülern die nötige Sicherheit zu vermitteln, wurde durch die vermuteten Nachteile zusätzlich bestärkt.

6.2.2 Bearbeitung der Problemaufgabe

Phase eins – Arbeit in der Großgruppe

Der Klassenraum wurde für die Unterrichtseinheit insofern umgestaltet, als dass ein großer Gruppentisch entstand, an dem alle Teilnehmer Platz fanden. Da sich (erwartungsgemäß) zunächst kein Schüler bereit erklärte, in der großen Gruppe als Gesprächsleiter zu fungieren, wurde diese Rolle von der Lehrperson übernommen. Ziel sollte hierbei ebenfalls sein, den Schülern zu verdeutlichen, wie sich diese Aufgabe für künftige problemorientierte Lerneinheiten gestalten konnte. Zur Mitschrift an der Tafel bzw. am Flipchart fanden sich sofort zwei Schülerinnen bereit. Die Aufteilung der Kleingruppen wurde den Teilnehmern trotz der Vermutung, dass sich spontan leistungshomogene Gruppen bilden würden, selbst überlassen. Die Abwägung, ob der Motivationsaspekt oder die möglicherweise geringere Ergebnisqualität im Vordergrund stehen sollte, wurde im Vorfeld zu Gunsten der Motivation entschieden. Diese Entscheidung ließ sich auch damit begründen, dass eine ausführliche Auswertung als Ergebnissicherung in der Großgruppe eingeplant war.

Fallbeispiel Zunächst wurde das Fallbeispiel verteilt und kurz erläutert. Nachdem die Schüler es gelesen hatten, stellte sich heraus, dass alle Begriffe bekannt waren und sofort zur Problemdefinition übergegangen werden konnte. Gemeinsam wurde das Szenario noch einmal zusammengefasst und in wenigen Stichworten an der Tafel notiert.

Brainstorming Anschließend erfolgte ein Brainstorming mit Fragen, die sich aus dem Szenario ergaben, und ersten Vorschlägen, wie das Problem anzugehen sei. Da alle Schüler bereits in der Praxis mit der Problematik MRSA-infizierter/-kolonisierter Patienten konfrontiert worden waren, gelang es schnell, die Kernprobleme auf den Punkt zu bringen. Die fachliche Diskussion wurde zunehmend lebhafter, und die Schülerin an der Tafel übernahm mehr und mehr die Gesprächsleitung.

Im vierten Schritt wurden die geäußerten Ideen sortiert, mit Lösungsvorschlägen verknüpft und gemeinsam überlegt, welches konkrete Wissen nun noch zur Bearbeitung der geschilderten Situation notwendig sein würde.

Strukturierung der Ideen

Daraus wurden in der folgenden Phase von den Schülern fünf Lernziele in Frageform formuliert, die lauteten:

Formulierung der Lernziele

1. Welche Hygienemaßnahmen sind bei MRSA-infizierten Patienten auf Station zu treffen? (Diese Frage sollte unter den Aspekten »Personalschutz« und »Verhütung nosokomialer Infektionen« bearbeitet werden.)
2. Wie gehen wir mit Wäsche und Müll um?
3. Wann müssen Abstriche (Nasen-/Rachenabstriche beim Personal) gemacht werden?
4. Welche Eradikationstherapie (zur Sanierung MRSA-infizierter/-kolonisierter Patienten) ist notwendig?
5. Welche Informationen müssen Angehörige erhalten? Diese Frage sollte sowohl im Hinblick auf Besucher im Krankenhaus als auch in der häuslichen Umgebung bearbeitet werden.

Die Schüler benötigten in dieser Phase keine Unterstützung der Lehrperson. Die Problematik war aus der Praxis nur allzu bekannt, und die Formulierung in Frageform gelang auf Anhieb. Mit den von den Schülern formulierten Lernzielen waren alle vorher geplanten Lernbereiche abgedeckt, und nach einer kurzen organisatorischen Besprechung konnten die Schüler ihr Eigenstudium aufnehmen.

Phase zwei – Eigenstudium

Die Phase des Eigenstudiums erwies sich als unproblematisch. Einige Schüler benötigten Unterstützung bei der Recherche im Internet; da die Mitglieder der Lerngruppen sich jedoch gegenseitig halfen, wurde eine Hilfestellung durch die Lehrperson nur wenige Male in Anspruch genommen. Die meisten Schüler entschieden aber, ihre Lernziele in der Schule zu bearbeiten, um ggf. Hilfe anfordern zu können.

Phase drei – Kleingruppenarbeit

Die Lerngruppe teilte sich selbst in drei Gruppen zu je vier bzw. drei Mitgliedern auf. Die zweistündige Kleingruppenarbeit diente dazu, die Arbeitsergebnisse zu vergleichen und im gemeinsamen Gespräch noch einmal zu vertiefen. Diese Vorgehensweise sollte den Schülern die Sicherheit vermitteln, die wesentlichen Aspekte bearbeitet und den Stoff sowohl genügend vertieft als auch verstanden zu haben. Die Gelegenheit zum Austausch wurde intensiv wahrgenommen; bei voneinander abweichenden Ergebnissen wurde gemeinsam nach einem Konsens gesucht. Abschließend wurden die Ergebnisse zur Präsentation vorbereitet. Alle Gruppen entschie-

Ergebnisvergleich

den sich dafür, Folien anzufertigen, um diese ggf. für ihre Mitschüler auch kopieren zu können. Die Hilfestellung der Tutorin wurde von keiner Gruppe in Anspruch genommen; alle Gruppen fühlten sich in ihren ermittelten Arbeitsergebnissen ausreichend sicher.

Phase vier – Plenum

Präsentation der Ergebnisse in der Großgruppe

Zur Präsentation der Arbeitsergebnisse wurde gemeinsam mit den Schülern eine arbeitsteilige Vorgehensweise vereinbart, sodass jede Gruppe die Lernergebnisse zu einem oder zwei Lernzielen vorstellte. Damit wurde evtl. entstehendem Desinteresse an den Ergebnissen der anderen Gruppen durch ständige inhaltliche Wiederholungen entgegengewirkt. Es zeigte sich, dass die erarbeiteten Inhalte gut verstanden und ausführlich bearbeitet worden waren. Einige Schüler hatten Probleme, ihre »Hygieneanweisungen« genügend zu konkretisieren, und bewegten sich in ihren Ausführungen auf einem eher allgemeinen Niveau. Beispiele hierfür waren: »Flächendesinfektion« anstatt »1 x tgl. Desinfektion aller patientennahen Flächen« oder »Behandlung mit Mupirocinsalbe; anstatt »3 x tgl. Applikation von Mupirocin-Nasensalbe in den Nasenvorhof über drei Tage«.

Da diese Probleme gleichermaßen in Pflegeplanungen und anderen Einzel- oder Gruppenarbeitsergebnissen häufig auftauchen, wurde die Gelegenheit genutzt, die Problematik nicht konkreter Anweisungen oder Aussagen noch einmal zu thematisieren. Ansonsten ergaben sich keine Fragen mehr, sodass die Präsentation abgeschlossen werden konnte.

6.3 Auswertung der Unterrichtseinheit

Befragung der Schüler

Die Auswertung der Unterrichtseinheit sollte zum einen Selbst- als auch Fremdbeurteilungsanteile für die Schüler enthalten und zum anderen für die Lehrer eine Rückmeldung bezüglich fachlicher und organisatorischer Aspekte darstellen. Eine Ergebnisevaluation fand zunächst schon durch die Präsentation und Auswertung der Lernergebnisse statt; hinzu kam eine schriftliche Lernkontrolle. Zur Prozessevaluation erhielten die Schüler einen *Fragebogen*, der in Anlehnung an die Befragung von Labudde u. a. erstellt wurde. Zum Abschluss fand eine Auswertungsrunde statt, bei der alle Teilnehmer noch einmal die Möglichkeit hatten, ihre Erfahrungen mit dem problemorientierten Lernen darzulegen.

6.3.1 Ergebnisevaluation

Der Schwerpunkt der Lernkontrolle lag aus vorher bereits geschilderten Gründen auf dem prozeduralen Wissen. Es ging um konkretes Handeln im Zusammenhang mit der Pflege von Patienten mit MRSA-Infektion unter veränderten situativen Bedingungen. Nachdem aus den präsentierten Lernergebnissen hervorgegangen war, dass die Schüler die Thematik intensiv bearbeitet und verstanden hatten, sollte die Lernkontrolle zeigen, ob sie auch in der Lage waren, dieses Wissen in einer leicht veränderten Situation entsprechend modifiziert anzuwenden.

Es ging darum, drei Aspekte zu verknüpfen: Aufgabenstellung

1. Welche Personen sind gefährdet, sich mit MRSA zu kolonisieren bzw. infizieren?
2. Welche Isolierungs- und Pflegemaßnahmen sind notwendig?
3. Was unterscheidet die Situation im Krankenhaus von der im Alten-/Pflegeheim?

Hierzu erhielten die Schüler ein kurzes Fallbeispiel, anhand dessen sie darstellen konnten, dass sie zum Transfer fähig waren.

Die Auswertung der Lernkontrolle ergab einen Notendurchschnitt von 2,4 bei folgender Zensurenverteilung (▸ Tab. 3):

sehr gut	gut	befriedigend	ausreichend	mangelhaft	ungenügend
6	1	5	2	1	

Tab. 3: Notenspiegel

Im Einzelnen ist zu sagen, dass die erste Frage, die reproduktives Wissen erforderte, fast durchgängig richtig beantwortet wurde; einzelne Punktabzüge gab es lediglich wegen fehlender Erläuterungen.

Die Transferfrage wurde in folgenden drei Variationen beantwortet: Ergebnisse

1. Die Hygienemaßnahmen wurden richtig benannt und auf die situativen Erfordernisse in einem Alten- und Pflegeheim abgestimmt. Beispiele hierfür waren: Information von Mitbewohnern oder keine gemeinsame Einnahme von Mahlzeiten im Speisesaal.
2. Es wurden alle Maßnahmen aufgezählt, die evtl. relevant sein könnten. Die Situation im Alten- und Pflegeheim wurde nicht oder nur wenig berücksichtigt. Beispiele hierfür waren, dass Anweisungen für den Transport zum Operationssaal oder zu Untersuchungen im Patientenzimmer gegeben wurden.
3. Die aufgezählten Maßnahmen waren unzutreffend.

Insgesamt neun von fünfzehn Schülern war der Transfer gelungen; Unterschiede in den Zensuren, die zwischen »sehr gut« und »befriedigend« lagen, ergaben sich durch Punktdifferenzen bei der ersten Frage und durch fehlende oder unkonkrete Maßnahmen-Nennungen bei Frage zwei. Die Situation im Alten-/Pflegeheim fand in diesen Arbeiten jedoch mehr oder weniger Berücksichtigung. Die Schüler, die korrekte Maßnahmen, jedoch nicht auf die Situation abgestimmt und unvollständig aufzählten, bewegten sich im Notenspektrum zwischen »befriedigend« und »ausreichend«. Dies war insofern zu rechtfertigen, weil die Maßnahmen prinzipiell richtig waren, nur eben nicht spezifisch. Ein Schüler hatte nicht erkannt, dass gesunde, aber hochbetagte Menschen ebenfalls erhöht infektionsgefährdet sind, und vermutet, dass die Standardhygienemaßnahmen ausreichen würden. Diese Arbeit wurde mit »mangelhaft« bewertet.

Leider ist es nicht möglich, diese Ergebnisse mit denen vorheriger Kurse zu vergleichen, weil der Themenbereich bislang noch nicht schriftlich überprüft worden war. Es kann jedoch gesagt werden, dass die leistungsstärkeren Schüler ebenso mit der veränderten Vorgehensweise ihr Vermögen unter Beweis stellen konnten und die leistungsschwächeren Schüler eher im mittleren bis unteren Bereich lagen.

POL als Chance auch für leistungsschwächere Schüler

Eine besonders erfreuliche Ausnahme soll jedoch an dieser Stelle angemerkt werden: Eine in der Praxis sehr engagierte Schülerin, deren theoretische Leistungen sonst eher im unteren Mittelfeld lagen, erzielte das beste Ergebnis; sie hatte die veränderten situativen Erfordernisse vollständig berücksichtigt und alle notwendigen Vorkehrungen beschrieben. Möglicherweise ist dies ein Hinweis darauf, dass das problemorientierte Lernen Fähigkeiten von Schülern aktivieren kann, die im konventionellen Unterricht nicht oder nur wenig zu Tage treten würden. Weiterhin ist somit denkbar, dass Schüler, denen das reine strukturorientierte Auswendiglernen, welches für die meisten (auch Examens-) Klausuren notwendig ist, schwerer fällt, mit dem problemorientierten Vorgehen eine reelle Chance haben, ihre Stärken unter Beweis zu stellen.

6.3.2 Prozessevaluation

In direktem Anschluss an die Präsentation der Arbeitsergebnisse erfolgte zunächst die schriftliche Befragung der Schüler. Diese sollte unbeeinflusst von den im abschließenden Gespräch geäußerten Meinungen der Mitschüler erfolgen.

Die insgesamt sieben Fragen bezogen sich auf die Aspekte Praxisrelevanz, Verständlichkeit des Unterrichtsstoffes, Schwierigkeitsgrad, Eignung der Literaturquellen zur Bearbeitung des Themas und auf das Zeitmanagement. Außerdem wurde danach gefragt, ob die Schüler mit den selbstständigen Arbeitsanteilen zurechtgekommen waren und ob sie sich nun, nach den ersten Erfahrungen mit der Methode, das problemorientierte Lernen als regelmäßigen Bestandteil ihrer Ausbildung vorstellen konnten. Die vorgegebenen Antwortmöglichkeiten waren »ja« oder »nein« bzw., zur Frage nach dem Schwierigkeitsgrad, »eher hoch« oder »eher gering«. Die letzten beiden Fragen waren offen zu beantworten und lauteten:

»Die Unterrichtseinheit hat mir gut/nicht gefallen, weil ...« und
»Themen/Fächer, für die ich mir eine problemorientierte Bearbeitungsweise vorstellen könnte, wären ...«.

Positives Feed-back der Schüler

An der Befragung nahmen fünfzehn Schüler teil. Zunächst stellte sich heraus, dass sämtliche Schüler den Schwierigkeitsgrad des Themas als eher gering einschätzten und den Stoff insgesamt gut verständlich fanden. Ebenfalls sahen alle Schüler das Thema für ihre berufliche Praxis als relevant an (drei Schüler betonten dies mit einem Ausrufezeichen hinter dem »Ja«) und beurteilten auch das Fallbeispiel zum Einstieg in die Thematik als geeignet. Auch die Literaturhinweise zur Bearbeitung des Themas wurden positiv bewertet. Vierzehn Schüler fanden die veranschlagte Zeit angemessen, ein Schüler fand die Bearbeitungszeit zu kurz. Dreizehn Schüler beantworteten die Frage, ob sie sich das problemorientierte Lernen als Unterrichtsmethode in ihrer Ausbildung vorstellen könnten, mit »Ja«, zwei Schüler mit »Nein«. Alle Schüler gaben an, mit der selbstständigen Arbeitsweise gut zurechtgekommen zu sein. Die Frage, ob den Schülern die Unterrichtseinheit gefallen hat, wurde ebenfalls überwiegend positiv bewertet und sehr ausführlich beantwortet. Deshalb sollen hier nur einige beispielhafte Antworten wiedergegeben werden, wobei der Wortlaut der Schüler übernommen wurde:

Die Unterrichtseinheit hat mir gefallen, weil ...   Positive Kritik

- »man in Kleingruppen war und erst mal die ersten Ergebnisse sammeln und diskutieren konnte, die Atmosphäre in der Klasse angenehm war, ich alles verstanden habe.«
- »das Thema interessant, sehr praxisnah und leicht zu bearbeiten war.«
- »das Fallbeispiel genau so war, wie es auf Station ist.«
- »ich mehr behalten habe als normal, die Gruppen hatten die richtige Größe, man konnte die Zeit relativ selbstständig einteilen, das Thema war nicht zu groß; man hat die Übersicht nicht verloren.«
- »das Thema übersichtlich war und weil zuerst mit der Klasse, dann allein und später in Kleingruppen gearbeitet wurde.«
- »ich das selbstständige Arbeiten gut finde.«
- »das Unterrichtsmaterial gut war; es war in Ordnung, weil ich erst das ganze Material allein bearbeiten konnte und dann unsere Ergebnisse in der Gruppe verglichen wurden, was ich gut finde.«
- »es ein interessantes Thema war.«
- »man als Erstes alleine den Stoff durchgeht und dann in einer kleinen Gruppe. Weil man, was man selbst nicht versteht, in der Gruppe klären kann.«
- »es gut war, da man Einzelarbeit mit Gruppenarbeit verbunden hat und trotzdem das Gefühl hat, alles im Heft stehen zu haben, was man braucht.«
- »genug Zeit zum Selbststudium war, um sich auch persönlich noch weitere Informationen anzueignen.«
- »mir ein Zeitraum zur Verfügung gestellt wurde, in dem ich mich intensiv mit einem Thema befassen und die Quellen selbst wählen konnte.«
- »die Kleingruppen die richtige Größe hatten.«
- »ich denke, dass ein besseres und verständliches Lernen möglich ist.«

Die kritischen Äußerungen, die im Folgenden vollständig aufgeführt sind,   Kritische Äußerungen
lauteten:

Die Unterrichtseinheit hat mir nicht gefallen, weil ...

- »zu wenig Zeit zur Verfügung stand und sehr viel Heimarbeit zu erledigen war.«
- »das Thema sehr umfangreich war.«
- »an der Lernzielformulierung müsste noch gearbeitet werden.«
- »alles noch etwas konfus war, es fehlt noch die nötige Übung, um diese Methode ausreichend zu verinnerlichen.«
- »ich denke, es waren zu viele Quellen vorgegeben, ich hätte mir gerne mehr Quellen selbst erarbeitet.«

Abschließende Gesprächsrunde

Auf die Frage, für welche Fächer die Schüler eine problemorientierte Arbeitsweise als denkbar erachteten, wurden außer Mikrobiologie und Hygiene, Pflege, Innere Medizin, Psychologie, Pädagogik und Anatomie genannt. In der abschließenden Gesprächsrunde wurden zwei Aspekte immer wieder aufgegriffen. Die Schüler fanden es zum einen sehr wichtig, dass das Thema außerordentlich praxisnah war und sofort, d. h. im folgenden Praxiseinsatz, würde angewendet werden können. Zum anderen wurde als positiv empfunden, dass die mikrobiologischen Grundlagen bereits vorher strukturorientiert erarbeitet worden waren. Damit, so wurde argumentiert, hatten alle Schüler eine theoretische Grundlage, an der sie anknüpfen konnten, und wussten, worauf der Schwerpunkt der problemorientierten Arbeit zu legen war. Das Fallbeispiel als Aufhänger zum Lernen wurde ebenfalls positiv bewertet, weil es als sehr realitätsnah und damit als motivierend angesehen wurde. In Bezug auf die geschilderte Situation wurde nach der Lerneinheit einhellig festgestellt: »Beim nächsten Mal wissen wir, was zu tun ist!«

Ein Aspekt, der kontrovers diskutiert wurde, war die Zusammenstellung der Arbeitsgruppen. Die leistungsstärkeren Schüler empfanden es als durchweg positiv, ihre Gruppen selbst zusammenstellen zu dürfen. Einige leistungsschwächere Schüler tendierten hingegen mehr zu einer wechselnden Gruppenkonstellation, um vom Wissen der anderen profitieren zu können. Es wurde vereinbart, für die nächste problemorientierte Unterrichtseinheit die Gruppen leistungsheterogen zusammenzustellen und die Frage anschließend erneut zu diskutieren.

Zusammenfassung

Zusammenfassend kann gesagt werden, dass der Praxisversuch zum problemorientierten Lernen im Fach Mikrobiologie und Hygiene in jeder Hinsicht ein *Erfolg* war. Das als am wichtigsten erachtete Ziel, nämlich die Schüler für das problemorientierte Lernen zu motivieren und Freude daran zu wecken, kann auf Grund der Auswertungsergebnisse als erreicht betrachtet werden. Auch die Tatsache, dass es fast zwei Dritteln der Schüler gelungen war, ihr erlerntes Wissen auf die veränderten Erfordernisse einer konkreten Situation anzuwenden, ist als positives Ergebnis zu verbuchen. Der Einstieg in das problemorientierte Lernen ist damit gefunden. In den folgenden Lerneinheiten wird versucht, den Schülern schrittweise mehr Selbstständigkeit abzufordern und sie selbst vermehrt Verantwortung für ihren Lernprozess übernehmen zu lassen.

6.3.3 Didaktische Reflexion

Zum Schluss sollen einige didaktische Entscheidungen noch einmal aufgegriffen und kritisch beleuchtet werden. Aus den vorher beschriebenen Gründen fiel schon in einer frühen Planungsphase die Entscheidung, die Unterrichtseinheit als Lehrperson alleine durchzuführen. Damit konnte ein wichtiger Aspekt des problemorientierten Lernens, die Kleingruppenarbeit mit Tutorenbetreuung, nicht realisiert werden. Die Ablaufschritte bis zur Lernzielerstellung fanden im Klassenverband statt.

Wie sich bereits bei der Beantwortung der Fragen nach der Einführung in problemorientiertes Lernen angedeutet hatte, erklärte sich zunächst kein Schüler zur Gesprächsleitung bereit. Es ist zu vermuten, dass dies zum einen an der – für die Schüler eher ungewohnten – Situation lag, vor der gesamten Schülergruppe sprechen zu müssen. Ein anderer Grund ist sicher darin zu sehen, dass es für die Schüler problematisch war, die veränderte Rolle des Lehrers als Tutor zu erfassen.

Da die Förderung kommunikativer Kompetenz eines der Ziele des Problem-based-Learning-Konzepts darstellt, ist daraus zu folgern, dass es sinnvoller ist, die Gruppe von Anfang an zu teilen. In kleineren Gruppen wird die Bereitschaft zur Gesprächsleitung vermutlich eher gegeben sein als vor der gesamten Klasse. Außerdem erhalten dadurch mehrere Schüler die Gelegenheit, sich in der Gesprächsführung zu üben.

Kleine Gruppen/ Gesprächsleitung

Im Hinblick auf die enge instruktionale und fachliche Unterstützung, die mit diesem speziellen Thema unter Berücksichtigung der Rahmenbedingungen nur in der Großgruppe gewährleistet werden konnte, war die Vorgehensweise dennoch positiv zu bewerten. Eine vergleichbare Sicherheit für die Schüler in kleineren Gruppen hätte bedeutet, dass ein oder zwei weitere Kollegen als Tutoren hätten zur Verfügung stehen und diese sich auch fachlich einarbeiten müssen. Es ist deshalb zu überlegen, für zukünftige Einführungskonzepte in das problemorientierte Lernen einen Zeitpunkt zu wählen, an dem mindestens zwei Lehrer zur Verfügung stehen, und darüber hinaus Themen zu bearbeiten, die weniger speziell und allen Lehrpersonen vertraut sind.

Ein zweiter Aspekt zur Reflexion ist die vom POL-Modell nach Pfaff abweichende Vorgehensweise, nach dem Selbststudium noch eine Kleingruppen-Arbeitsphase einzufügen, bevor die Ergebnispräsentation im Plenum stattfindet. Die durchweg positiven Rückmeldungen der Schüler über die dadurch gewonnene fachliche Sicherheit und der Aspekt, dass darüber hinaus noch einmal eine Möglichkeit zum »sozialen Lernen« geschaffen wurde, deuten darauf hin, dass diese Modifikation durchaus sinnvoll war und für die Zukunft beibehalten werden kann.

Der Praxisversuch wurde, obwohl eine der Hauptanliegen des problemorientierten Lernens die interdisziplinäre Verknüpfung darstellt, innerhalb eines Faches konzipiert. Dies hing zum einen mit der ursprünglichen Fragestellung zusammen, zum anderen mit den begrenzten zeitlichen und personellen Ressourcen. Um die Vorteile dieser Unterrichtsform ausschöpfen zu können, sollte aber angestrebt werden, in Zukunft mehr fächerübergreifend vorzugehen. Dies bietet sich innerhalb des Fachcurriculums Mikrobiologie/Hygiene beispielsweise sehr gut an, wenn in der zweiten Ausbildungshälfte fächerintegrative Unterrichtseinheiten anstehen.

6.4 Fazit

Erfolg der Methode POL

Der Praxisversuch ist insgesamt als erfolgreich anzusehen. Die vorher formulierten Ziele, nämlich die Einführung der Schüler in die Methode, als Lehrer erste Erfahrungen zu sammeln und die Schüler zu weiterem Arbeiten mit der Methode zu motivieren, sind erreicht worden. Auch die fachlichen Lernziele wurden erfolgreich bearbeitet. In der abschließenden didaktischen Reflexion konnten vier Aspekte aufgezeigt werden, die für die folgende Arbeit an und mit der Methode POL richtungweisend sind:

- erneute Überlegungen und ggf. Modifikation der schrittweisen Bearbeitung der Problemaufgabe,
- höherer Anteil an Kleingruppenarbeit statt Arbeit mit der gesamten Klasse,
- gezielte Zusammenstellung der Kleingruppen,
- zukünftig mehr fächerübergreifende Themen zur problemorientierten Bearbeitung.

Der positive erste Versuch mit der Methode führte im Schulteam zu der Entscheidung, problemorientiertes Lernen im Sinne des Problem-based-Learning-Konzepts als komplementäre Unterrichtsmethode in die Ausbildung aufzunehmen. Hierzu wurden folgende Ziele formuliert:

1. Problemorientiertes Lernen wird in allen drei Kursen als Unterrichtsmethode eingeführt.
2. In jedem Unterrichtsblock wird zukünftig eine problemorientierte Lerneinheit durchgeführt.
3. Die Methodik wird kontinuierlich evaluiert und weiterentwickelt mit dem Ziel, zu einer für unsere Rahmenbedingungen optimale Modifikation des ursprünglichen POL zu gelangen.

Teil II: Umsetzung problemorientierten Lernens in der generalistischen Pflegeausbildung

7 Problemorientiertes Lernen als komplementäre Methode

Das folgende Kapitel beschäftigt sich mit konkreten Fragen der Implementierung und Durchführung problemorientierten Lernens im Sinne des Problem-based-Learning-Konzeptes in der generalistischen Pflegeausbildung. Bestehende Rahmenbedingungen werden beleuchtet und eine diesen Bedingungen entsprechende POL-Struktur vorgestellt.

Die nachfolgend beschriebene Anwendungsform des problemorientierten Lernens wurde während der kontinuierlichen Arbeit mit problemorientierten Lerneinheiten an der Schule für Pflegeberufe am Katholischen Klinikum Koblenz · Montabaur entwickelt. Alle Ausführungen beziehen sich auf persönliche Erfahrungen der Autorin und des Lehrerteams, die während der inzwischen fast 20-jährigen Arbeit mit der Methode gewonnen wurden.

Für diese zweite Auflage wurden alle curricularen Überlegungen, Fallbeispiele und erwarteten Lernergebnisse an den Grundgedanken einer generalistischen Pflegeausbildung und an die neuen Rahmenlehrpläne nach § 53 Pflegeberufegesetz angepasst. Das heißt, es wurden (Pflege-)Situationen ausgewählt, die möglichst oft den Transfer auf Menschen aller Altersgruppen und in allen Pflegesettings erlauben und darüber hinaus dem Grundgedanken des exemplarischen Lernens im Sinne Klafkis folgen. Jede Schule bzw. jede Lehrperson sollte vorab selbst überprüfen, ob die geschilderte Situation zur Berufswelt der eigenen Auszubildenden passt. Ist dies nicht der Fall, können die Fallbeispiele leicht so verändert werden, damit die Lernenden sich mit der geschilderten Situation identifizieren können.

7.1 Problemorientiertes Lernen im Kontext der Rahmenlehrpläne nach § 53 Pflegeberufegesetz (PflBG)

Die neuen Rahmenlehrpläne der Fachkommission nach § 53 PflGB basieren auf didaktisch-pädagogischen Grundsätzen und Konstruktionsprinzipien, welche an den Kompetenzen der neuen Ausbildungs- und Prüfungsverordnung (PflAPfV) orientiert sind. Diese werden nachfolgend kurz skizziert, um deutlich zu machen, dass problemorientiertes Lernen sehr gut auch im neuen, generalistischen Curriculum verortet und pädagogisch begründet werden kann.

In den *didaktisch-pädagogischen Grundlagen* der Rahmenlehrpläne steht die Perspektive der Lernenden und ihre Entwicklung im Prozess des lebenslangen Lernens (▶ Kap. 1.3) im Vordergrund. Lernende sollen ausdrücklich nicht »auf ihre Kompetenzen reduziert und damit verzweckt werden« (Rahmenlehrpläne 2019, S. 8), weshalb die Fachkommission ein gemeinsames Verständnis von Kompetenz und einen subjektorientierten Bildungsbegriff entwickelt hat. In Bezug auf die Lerninhalte stehen ein klarer Situationsbezug und exemplarisches Lernen im Fokus, welche den Erwerb von Transferkompetenz notwendig machen (vgl. ebd., S. 8).

Diese Grundlagen finden sich wiederum in den curricularen *Konstruktionsprinzipien* wieder. So ist hier in Absatz 1 formuliert: »Die Ausbildung ist auf den Erwerb und die Entwicklung von Kompetenzen ausgerichtet, die für eine qualitätsgesicherte und an den individuellen Lebenssituationen orientierte Bearbeitung unterschiedlicher und komplexer Pflegesituationen erforderlich sind. Kompetenzorientierung ist demnach ein wesentliches Konstruktionsprinzip, das den Rahmenplänen zugrunde liegt« (ebd., S. 9).

Weitere Konstruktionsprinzipien der Rahmenlehrpläne sind (vgl. ebd., S. 9–17):

- die Orientierung am Pflegeprozess bzw. den Vorbehaltsaufgaben der Pflege,
- die Orientierung an Pflegesituationen,
- eine entwicklungslogische Strukturierung sowie
- ein spiralförmiger Aufbau der Lehrpläne.

Problemorientiertes Lernen ist ein von Grund auf exemplarisches und situationsorientiertes Lernen. Wie in Kap. 5 bereits geschildert, ist der Ausgangspunkt der Lerneinheit stets ein Fallbeispiel, welches in unterschiedlichen Formen vorliegen kann. Die in der vorherigen Auflage dargestellten Fallbeispiele wurden im Laufe der Jahre an unserer Schule fast vollständig durch Pflegesituationen ersetzt, die sich an den *Situationskriterien von Arnim Kaiser* orientieren. Kaiser versteht Situationen als »Orte, an denen menschliche Handlungsfähigkeit eingefordert ist, an denen sie sich äußert, an denen sie sich bewährt oder scheitern kann« (Kaiser 1985, S. 35). Situationselemente nach Kaiser sind:

- Anlass,
- Interaktionen,
- Handlungsverlauf,
- Rollen und
- Kontext.

Übertragen auf die *Pflegesituation* heißt das, der Handlungsanlass (z. B. eine Krankenhauseinweisung oder der Gesprächsbedarf eines Patienten) muss deutlich sein, es finden Interaktionen (z. B. zwischen Pflegeperson und zu pflegendem Menschen oder Angehörigen) statt, die Handlung ist klar strukturiert, die handelnden Menschen haben unterschiedliche Rollen und die Handlung findet in einem bestimmten Kontext (z. B. Akutpflege, stationäre oder ambulante Altenhilfe etc.) statt. Wichtig ist in solchen Situationsbeschreibungen eine klare Zeit- und Erzählstruktur, die es den Lernenden ermöglicht, sich die geschilderte Situation konkret und vor allem in der Lerngruppe einheitlich vorzustellen. Pflegesituationen im problemorientierten Lernen sollten also eine typische Situation aus dem Handlungsfeld der Lernenden beschreiben, um eine Identifikation mit der Lernaufgabe zu ermöglichen und exemplarisch für den gewünschten Kompetenzerwerb der Lerneinheit stehen.

Eine *Orientierung am Pflegeprozess* bzw. an den *Vorbehaltsaufgaben* der Pflege lässt sich in problemorientierter, situationsbezogener Fallarbeit ebenfalls gut realisieren. Wie Hundenborn (2007, S. 48) darstellt, folgen Pflegende im situativen Handeln einer »spezifischen Schritt- bzw. Phasenfolge von Einschätzung, Planung, Durchführung und Beurteilung«. Dies ist in verschriftlichten Pflegesituationen immanent, stellt es doch den Situationsanlass dar. Allen Fallbeispielen sind darüber hinaus NANDA-*Pflegediagnosen* angefügt, die mit dem jeweiligen Fall bearbeitet werden können, die den Fokus so auf den Pflegeprozess lenken und das Lernpotenzial der einzelnen Fälle verdeutlichen.

Unter einer *entwicklungslogischen Strukturierung* bzw. *Spiralform* des Lehrplans versteht die Fachkommission im weitesten Sinne die initiierte Kompetenzsteigerung innerhalb der Ausbildung. In den Rahmenlehrplänen (vgl. Rahmenlehrpläne 2019, S. 21, Tab. 3), ist ausgeführt, wie sich Kompetenzentwicklung durch Steigerung der situativen Anforderungen in den Handlungsanlässen gestalten lässt. Die dargestellten Anforderungen an Situationen für das erste, zweite und dritte Ausbildungsdrittel finden sich in den Fallbeispielen wieder, ebenso Hinweise darauf, wie die Lernergebnisse spiralig zu einem späteren Ausbildungszeitpunkt wieder aufgegriffen werden können.

Zusammenfassend lässt sich festhalten, dass mit der Methode des problemorientierten Lernens die didaktischen Implikationen der Rahmenlehrpläne sehr gut umgesetzt werden können und das POL weiterhin seinen berechtigten Platz in der Pflegeausbildung innehat.

7.2 Rahmenbedingungen für problemorientiertes Lernen in der Pflegeausbildung

In der Betrachtung der problemorientierten Ansätze POL, EBL und IBL (▶ Teil I, Kap. 2) wird schnell klar, dass ihnen Rahmenbedingungen zugrunde liegen, die in der Pflegeausbildung hierzulande in dieser Art nicht zu finden sind. Alle drei Ansätze werden an Hochschulen durchgeführt, an denen andere Voraussetzungen anzutreffen sind, als dies an Schulen für Pflegeberufe üblicherweise der Fall ist. Es kann davon ausgegangen werden, dass Hochschulen zunächst einmal günstigere Bedingungen für problemorientiertes Lernen bieten als Schulen im Gesundheitswesen, nämlich:

- Die Studierenden haben vergleichbare Schulabschlüsse und Vorkenntnisse in selbstständigem Arbeiten aus der weiterführenden Schule.
- An Hochschulen ist eine freiere Zeiteinteilung im Rahmen von Semesterwochenstunden möglich.
- Hochschulen haben in höherem Maße umfangreiche Bibliotheken, moderne Medien und Internetarbeitsplätze.

Die Rahmenbedingungen in einer Pflegeausbildung gestalten sich in der Regel in den entscheidenden Kriterien anders:

Auszubildende — In den Pflegeberufen finden sich Auszubildende mit unterschiedlichsten Schulabschlüssen und Lernerfahrungen. Das Spektrum reicht von Hauptschülern mit handwerklicher Berufsausbildung über Realschüler bis hin zu Abiturienten und Absolventen eines Hochschulstudiums. Hinzu kommen zahlreiche Auszubildende mit Migrationshintergrund, damit einhergehenden Sprachschwierigkeiten und ebenfalls sehr heterogenen Lernvoraussetzungen. Dies ist im Sinne von POL einerseits als ausgesprochen positiv zu werten, fördert es schließlich die Kommunikation und das Lernen voneinander. Andererseits sind die Lernvoraussetzungen dadurch sehr unterschiedlich. Das Ziel muss auch im problemorientierten Lernen sein, die lernstarken Auszubildenden gut in ihren Kompetenzen zu fördern, aber individuelle Lernschwierigkeiten der Schwächeren dabei nicht aus dem Auge zu verlieren und auch lernschwache Auszubildende bestmöglich zu unterstützen.

Ausstattung der Schulen — Die meisten Schulen haben gut ausgestattete Bibliotheken. Häufig sind jedoch nicht genügend Exemplare an Büchern und Zeitschriften vorhanden, um für alle Schüler gleichzeitig eine Literaturrecherche zu ermöglichen. Zur Recherche in auswärtigen Bibliotheken, etwa in Universitäts- oder Landesbibliotheken, reicht aber die Unterrichtszeit nicht aus. Auch die Ausstattung mit Internet-Arbeitsplätzen oder schülereigenen Laptops ist nicht überall als ausreichend anzusehen, sodass hier andere Lösungen gefunden werden müssen.

Zeitmanagement — Die theoretische und praktische Ausbildung in der Pflege findet innerhalb der tariflich geregelten 39-Std.-Woche statt; d. h., Unterrichtszeit ist bezahlte Arbeitszeit. Nicht alle Arbeitgeber tolerieren mehrstündige Abwesenheiten der Schüler zum Zwecke der Recherche oder des Eigenstudiums; die Zeit des Selbststudiums findet also häufig in den Räumen der Schule statt.

Prüfungsmodalitäten — Die das neue Pflegeberufegesetz (PflBG) ergänzende Ausbildungs- und Prüfungsverordnung für die Pflegeberufe (PflAPrV) sieht in § 14 vor, dass die Aufsichtsarbeiten von der zuständigen Behörde auf Vorschlag der Pflegeschulen ausgewählt werden oder aber, dass die zuständige Behörde Aufsichtsarbeiten vorgibt, die mithilfe der Pflegeschulen erarbeitet werden. Wie auch immer die individuelle Handhabung in den einzelnen Bundesländern aussieht: Die Schulen müssen sicherstellen, dass prüfungsrelevante Inhalte auch bearbeitet werden. Zu bearbeitende Themenfelder können also nicht rein interessensgeleitet ausgewählt werden, sondern müssen immer im

Hinblick auf ihre Relevanz für Zwischen- und Abschlussprüfungen überprüft werden.

In vielen Schulen für Pflegeberufe gibt es Unterrichtsthemen, die von den Pflegelehrern abgedeckt werden und Themen, die durch externe *Dozenten unterrichtet werden*. Wenn problemorientiertes Lernen kompetenzorientiert, *exemplarisch und situationsbezogen* erfolgen soll, bedarf die Einbindung von Dozenten einer sorgfältigen Planung und Einarbeitung der Personen in das Schulcurriculum.

Dozenteneinbindung

Aus den angeführten, sicher noch zu ergänzenden Gründen sind Modifizierungen der Ursprungsform des problemorientierten Lernens für eine Ausbildung in den Pflegeberufen notwendig. Dies ist auch durchaus legitim und wird, wie sowohl das Southampton-Modell als auch das australische Issue-based-Learning zeigen, auch andernorts entsprechend gehandhabt.

7.3 Organisation problemorientierter Lerneinheiten in der Pflegeausbildung

Aus den ermittelten Rahmenbedingungen und Lernvoraussetzungen ergeben sich zunächst einige Schlussfolgerungen und Notwendigkeiten für die Organisation der problemorientierten Unterrichtseinheiten:

Einführung der Auszubildenden in das problemorientierte Lernen

Problemorientiertes Lernen verlangt Methodenkompetenz im Hinblick auf die strukturierte Vorgehensweise. Um Auszubildende mit sehr unterschiedlichen lernbezogenen Vorerfahrungen vom Einführungsblock an zum problemorientierten Lernen zu motivieren und zu befähigen, ist eine sehr intensive Vorbereitung und Hinführung zum POL notwendig.

Methodeneinführung

Nach den ersten erfolgreichen problemorientierten Lerneinheiten mit einem hohen Maß an instruktionaler Unterstützung wurde den Auszubildenden unserer Schule in größerem Umfang Freiraum zum Arbeiten geschaffen. Das Ziel war die Förderung von mehr Eigenverantwortung für den Lernprozess. Bei steigender Komplexität der Themen zeichneten sich jedoch immer wieder drei Probleme ab:

Blick zurück: Probleme mit dem problemorientierten Lernen

1. Die Auszubildenden begannen – unabhängig voneinander in allen Kursen – die Methode zu unterlaufen. Anstatt die Schritte des Siebensprungs planmäßig zu bearbeiten, wurden nach Schritt eins gleich die Lernziele formuliert.
2. Die Internetrecherche nahm sehr viel Zeit in Anspruch; gleichzeitig waren die Suchergebnisse für die Schüler oft unbefriedigend oder die ermittelten fachlichen Inhalte von zweifelhafter Qualität.
3. Die Lernergebnisse der einzelnen Gruppen lagen in einer sehr unterschiedlichen Qualität vor.

Eine Reflexion der bisherigen Einführungsveranstaltungen in das problemorientierte Lernen ergab, dass der Schwerpunkt eindeutig auf dem »Wie«, nicht aber auf dem »Warum so und nicht anders« gelegen hatte. Offensichtlich war für die Auszubildenden der Sinn der Zwischenschritte nicht ersichtlich und demzufolge wurden sie übersprungen. Daraus lässt sich der Schluss ziehen, dass eine Einführung in das problemorientierte Lernen nicht auf das »Wie« der Durchführung beschränkt bleiben darf. Die Lernenden müssen darüber hinaus verstehen, welchen Lerneffekt das Durchlaufen der Siebensprung-Schritte hat und warum keine Schritte ausgelassen werden dürfen. Ein gewisses Maß an Methodensicherheit stellt nur die Grundlage dafür her. Jeder Auszubildende sollte also in der Lage sein, die einzelnen Phasen zu benennen, methodisch durchzuführen und sie zu begründen.

Zum zweiten Problem wurden die Auszubildenden im Rahmen der Prozessevaluation befragt. Es zeigte sich, dass die meisten zwar mit dem Internet im Sinne ihrer Freizeitgestaltung vertraut sind, nicht aber in der Lage, eine fachliche Recherche (auch nicht auf von den Lehrern vorgegebenen und als geeignet befundenen Plattformen wie z. B. CNE[1]) durchzuführen bzw. dort zu ihrem Lernstand passende Veröffentlichungen auszuwählen und von ungeeigneten zu unterscheiden.

Konsequenz Aus diesen Erkenntnissen heraus wurde der Unterricht zum Thema »Einführung in das Problemorientierte Lernen« komplett neu strukturiert und hat nun drei Schwerpunkte:

- Methodensicherheit im problemorientierten Lernen und umfassendes Verständnis für die Durchführung des Siebensprungs,
- Umgang mit Literatur/aktives Lesen,
- selbstständige Recherche in Literatur und Internet.

Auf Grund des hohen Stellenwerts, den selbstständiges und eigenverantwortliches Lernen in der Pflegeausbildung hat, bietet es sich an, im Einführungsblock im Rahmen von CE 01 »Ausbildungsstart – Pflegefachfrau/Pflegefachmann werden« ein Seminar zum selbstgesteuerten und selbstorganisierten Lernen durchzuführen. Sicherheit im Umgang mit eigenständigen Lernformen kommt den Auszubildenden auch in anderen Unterrichtsformen wie Gruppenarbeiten, E-Learning oder im Projektunterricht zugute. Eine empfehlenswerte Möglichkeit ist es, diese Stunden in Seminarform, also zusammenhängend zu gestalten. Eine solche Vorgehensweise ermöglicht die intensive Beschäftigung mit der Thematik, und für die Schüler wird die Relevanz dieser Kenntnisse für ihre Ausbildung deutlich.

---

1 CNE = Certified Nursing Education, ist eine kostenpflichtige Wissensplattform des Georg Thieme Verlags Stuttgart: https://cne.thieme.de/cne-webapp/p/home

Literatur-Vorauswahl plus individuelle Recherche

Wenn die schuleigene Bibliothek zur Recherche nicht ausreicht, muss eine Alternative angeboten werden. Anstelle einer ausgiebigen Literaturrecherche in Bibliotheken erhalten die Schüler als Ergänzung zu ihren eigenen Büchern und Präsenzexemplaren leihweise sogenannte »*Reader*«, d. h. Kopiensammlungen. Diese ermöglichen den Lehrpersonen eine Vorauswahl geeigneter Texte und können – je nach Ausbildungsstand und Komplexität des Themas – mehr oder weniger umfangreich sein. Damit die Reader mehrfach verwendet werden können, leserfreundlich sind und Texte nachträglich eingefügt oder herausgenommen werden können, empfiehlt sich eine Spiralbindung mit kartoniertem Rücken und Klarsicht-Deckblatt. Zusätzliche Informationen erhalten die Schüler z. B. in der Schulbibliothek, durch Zugang zu *Datenbanken* wie der Pflege-Datenbank CINAHL, über die Wissensplattform CNE sowie mithilfe einer allgemeinen *Internetrecherche*. Hier ist die Einführung in geeignete und evidenzbasierte Internetquellen, wie z. B. Leitlinien und Expertenstandards, unverzichtbar.

Kopiensammlung

Einbindung von POL in normale Stundenpläne

Um problemorientiertes Lernen innerhalb der tariflich vorgesehenen Unterrichtszeit zu realisieren, werden die Unterrichtseinheiten in einen normalen Stundenplan eingebunden. Es bietet sich an, immer wenigstens vier bis höchstens sechs Stunden am Stück einzuplanen, damit die zur Verfügung stehende Zeit auch optimal genutzt werden kann und nicht für organisatorische Dinge (welche Räume können genutzt werden, wann sind praktische Übungen etc.) verloren geht. Ein ganzer »POL-Tag« für Schritt 6 hat sich als häufig unproduktiv herausgestellt, weil die Auszubildenden es nicht schaffen, sich so lange intensiv und eigenständig mit einer Thematik auseinanderzusetzen. Anders ist das, wenn die Eigenarbeit durch praktische Übungen oder Expertenbefragungen unterbrochen wird.

Stundenplan

Der Gesamtstundenumfang des POL ergibt sich aus dem Umfang und der Komplexität des Lerninhaltes, der Routine der Auszubildenden in der POL-Methode sowie dem Zeitkontingent für praktische Übungen und Expertenbefragungen.

Der Stundenbedarf für eine POL-Einheit lässt sich folgendermaßen errechnen:

Stundenbedarf

- eine bis zwei Doppelstunden für die Schritte eins bis fünf, also bis zum Erstellen der Lernziele/Lernfragen,
- die Eigenstudienzeit ist abhängig von der Komplexität des Themas und vom Umfang der zur Verfügung gestellten Literatur, außerdem vom Zeitaufwand für Expertenbefragungen und praktische Übungen,
- ein bis zwei Doppelstunden für die Auswertung der Kleingruppenarbeit in Schritt sieben.

Bei ganz neu konzipierten POL-Einheiten kristallisiert sich der durchschnittliche Zeitaufwand meistens nach zwei bis drei Durchführungen heraus und muss dann ggf. im Curriculum angepasst werden. Zu Beginn sollte lieber etwas großzügiger als zu knapp geplant werden.

Steuerung der Lernziele bzw. Lernfragen

Lernfragen — Die von den Auszubildenden in Schritt 5 zu formulierenden Lernziele bzw. Lernfragen (▶ Kap. 7.4) sind ein Schlüsselelement im problemorientierten Lernen, weil sie die Möglichkeit bieten, die Inhalte, welche bearbeitet werden, zu steuern. Diese Steuerung ist sinnvoll, weil auf diese Weise sichergestellt werden kann, dass prüfungsrelevante Sachverhalte auch bearbeitet werden und eine notwendige Vertiefung ins Thema erreicht wird. Um eine Vergleichbarkeit der Lernleistungen zu erhalten, bearbeiten alle Schüler dieselben (Grund-) Lernziele, auch wenn diese von den verschiedenen Gruppen nicht einheitlich formuliert sind. Dies sicherzustellen ist Aufgabe der betreuenden Lehrperson, die – falls die Auszubildenden sich damit schwer tun - durch entsprechende Fragestellungen in Schritt 4 und 5 die Auszubildenden auf die »richtige Fährte locken« muss. Gleichzeitig können, den individuellen Interessen der Lerngruppen entsprechende, darüber hinausreichende Lernschwerpunkte gesetzt werden.

Gruppenzusammenstellung

Leistungsheterogene Gruppe vs. Leistungshomogene Gruppe — Da die Kurse in der Pflegeausbildung meist zwischen 20 und 30 Auszubildende umfassen, bietet es sich an, drei Gruppen zu maximal zehn Lernenden zusammenzustellen. Diese Personenanzahl hat sich bewährt, nachdem ursprünglich mit kleineren Gruppengrößen (fünf bis sechs Personen) begonnen wurde. Die Auszubildenden hatten jedoch selbst reflektiert, dass sie in größeren Gruppen weniger Privatgespräche führen und schneller ans Arbeiten kommen. Die Gruppenanordnung wechselt möglichst oft, wird jedoch nur in Ausnahmefällen den Auszubildenden selbst überlassen. Es hat sich bisher bewährt, leistungsheterogene Gruppen zusammenzustellen. Besonders in den Kleingruppen-Phasen profitieren leistungsschwache Auszubildende von ihren leistungsstärkeren Kollegen. Auch für die Leistungsstärkeren ist es von Vorteil, durch die Beantwortung etwaiger Fragen ihre Lösungen noch einmal zu hinterfragen und erklären zu müssen. Die Arbeit in immer wieder verschieden zusammengestellten Gruppen unterstützt die Bildung von kommunikativen Fähigkeiten, Kooperationsbereitschaft, Verhandlungsfähigkeit und die Fähigkeit zur Konfliktbewältigung im Sinne des Erwerbs sozialer Kompetenz.

Ob leistungsheterogene Gruppen auch das Modell der generalistischen Zukunft mit einer noch viel größeren Heterogenität der Auszubildenden sind, wird sich zeigen. Es könnte sich als von Vorteil erweisen, ganz im Sinne einer *Binnendifferenzierung,* zu leistungshomogeneren Gruppen überzugehen. Die Überlegung hierbei ist, dass leistungsstarke Gruppen möglichst selbständig arbeiten können und in ihrer Arbeit nicht durch häufige Fragen und Interventionen der Lehrpersonen in der Arbeit unterbrochen werden, gleichzeitig aber leistungsschwächere Gruppen intensiv instruktional betreut werden können. Festzuhalten ist in jedem Fall, dass auch selbstorganisiertes Lernen eine Kompetenz darstellt, die Auszubildende nicht automatisch schon mitbringen, sondern die im Laufe der Ausbildungszeit häufig erst langsam entwickelt und intensiv gefördert werden muss.

7.4 Der »modifizierte Siebensprung« für die Pflegeausbildung

Der modifizierte Siebensprung« ist eine Form des Problemorientierten Lernens, wie sie sich an unserer Schule als ein gut realisierbarer Weg innerhalb der beschriebenen Rahmenbedingungen herauskristallisiert hat. Die an dieser Stelle in der 1. Auflage beschriebene Form eines »Siebensprungs in acht Schritten« hat sich hingegen nicht bewährt und wurde schnell nach der Einführung wieder aufgegeben. Ebenso die Modifikation des fünften Schrittes mit einer Festlegung gemeinsamer Lernziele in allen Gruppen. An dieser Stelle sei darauf hingewiesen, dass nicht nur Auszubildende in das POL eingearbeitet werden müssen, sondern auch neue Lehrer mit den schulinternen Modifikationen der Methode vertraut gemacht werden müssen.

Modifizierung

In Tabelle 4 wird die Vorgehensweise im Überblick dargestellt (▶ Tab. 4).

Vorbereitung

Problemorientierte Lerneinheiten mit drei Lerngruppen sollten regelhaft durch mindestens zwei Lehrpersonen begleitet werden. Eine Lehrperson für jede Gruppe wäre natürlich wünschenswert, ist aber aus personalökonomischen Gründen oft nicht umsetzbar.

Die problemorientierte Lerneinheit beginnt mit allen Schülern gemeinsam, d. h. in der Großgruppe, mit dem Verteilen einer »POL-Planung«, auf der:

- das Fallbeispiel, meist in Form einer Pflegesituation,
- die Zeit- und Raumeinteilung für die Lerneinheit,
- die Gruppenzusammenstellung (i. d. R. drei Gruppen),
- die Benennung des Moderators,
- Literatur- und sonstige Recherchehinweise und
- Informationen zu Expertenbefragungen, Exkursionen oder praktischem Unterricht dargestellt sind.

Die Auszubildenden erhalten die POL-Planung und verteilen sich entsprechend der Gruppenzusammenstellung und des Raumplans auf ihre Arbeitsgruppen. Erst dann wird mit dem Siebensprung begonnen.

In der Kleingruppe werden nun die Schritte eins bis fünf bearbeitet.

1. Schritt: Klärung unklarer Begriffe

Der erste Schritt stimmt mit dem klassischen Siebensprung überein, wie er in Teil I, Kap. 2.3.1 ausführlich dargestellt ist. Das Ziel ist die einheitliche Ausgangssituation aller Gruppenmitglieder. Hierzu wird das Fallbeispiel bzw. die Pflegesituationsbeschreibung von allen Gruppenmitgliedern gelesen und sich in der Gruppe darüber verständigt, um was es geht. Begriffe, die unklar sind, werden in ihrer Bedeutung durch eine kurze Recherche geklärt.

2. Schritt: Problemdefinition

Auch der zweite Schritt entspricht zunächst der in Teil I, Kap. 2.3.1 beschriebenen Vorgehensweise und resultiert in der Eingrenzung des zu bearbeitenden Bereichs. Die Erfahrung hat gezeigt, dass es für die Auszubildenden manchmal schwierig ist, Probleme im Sinne des problemorientierten Lernens von Pflegeproblemen oder Pflegediagnosen zu unterscheiden. Um hier einheitlich zu agieren, hat sich unser Team darauf verständigt, dass an dieser Stelle ausschließlich das *Problem der Auszubildenden*, also die Aufgabe, die sie zu lösen noch nicht in der Lage sind (▶ Kap. 1.1), herausgearbeitet und benannt wird.

Andere Varianten sind hier durchaus möglich; entscheidend ist jedoch, dass die diesbezüglichen Erwartungen der Lehrpersonen untereinander abgesprochen und einheitlich formuliert sind. Eine exakte Problemdefinition ist unumgänglich, damit die Lernenden sich nicht in der Vielfalt der Informationen verlieren und immer wieder zum Kernpunkt ihrer eigenen, pflegerischen Sichtweise und Aufgabe, zurückfinden.

3. Schritt: Problemanalyse/Brainstorming

Die Problemanalyse wird stets in Form eines Brainstormings durchgeführt. Dieses wird entweder an der Tafel oder auf Flipchart dokumentiert und hat den Zweck, alle möglichen Ideen und subjektiven Theorien zur Bearbeitung des Themas zusammenzutragen und Anknüpfungspunkte an Vorwissen und Vorerfahrungen zu finden. Die genannten Aspekte werden an dieser Stelle weder diskutiert noch bewertet. Die Auszubildenden sind angehalten, ihre Gedanken im Zusammenhang zu formulieren, damit alle Gruppenmitglieder den Gedankengang nachvollziehen können. Notiert wird jedoch nur in Stichpunkten. Bewährt hat sich das Festhalten der genannten Aspekte auf Karten, weil mit diesen im folgenden Schritt direkt weitergearbeitet werden kann.

4. Schritt: Systematische Vertiefung

Der vierte Schritt entspricht dem ursprünglichen Siebensprung-Modell. Hier ist das Ziel, Unklarheiten zum Problem bzw. zum Thema zu identifizieren und damit die Grundlage für die Lernzielerstellung zu haben. Die Karten aus dem Brainstorming werden hierzu geclustert und mit Überschriften versehen. Jetzt ist der Zeitpunkt der Diskussion der im Brainstorming genannten Inhalte gekommen – Nennungen können ergänzt, korrigiert und verworfen werden. Abschließend wird noch einmal mit Blick auf das Fallbeispiel überprüft, ob keine relevanten Aspekte übersehen und vergessen wurden.

5. Schritt: Lernzielformulierung

Ausgangspunkt für die Lernzielerstellung sind die im vierten Schritt ermittelten Unklarheiten, Wissenslücken und Probleme. Für die Auszubildenden hat es sich als am leichtesten herausgestellt, die *Lernziele in Frageform* zu formulieren. Wichtig ist in diesem Schritt, die Fragen konkret und eindeutig zu formulieren, damit jedes Gruppenmitglied auch noch Tage später genau weiß, was zu bearbeiten ist.

Nun bringt die generalistische Praxiseinsatzplanung, in der die Auszubildenden den größten Stundenanteil an praktischer Ausbildung in ihrer eigenen Einrichtung verbringen (also im Krankenhaus *oder* in der Altenpflege *oder* in der ambulanten Pflege) es ja mit sich, dass die Auszubildenden sehr unterschiedliche Erfahrungen in ihrer jeweiligen Praxis machen. Darüber hinaus ist das Prinzip »Theorie vor Praxis« in den Rahmenlehrplänen aufgehoben. Demzufolge wird es noch häufiger als bisher so sein, dass einzelne Auszubildende mit bestimmten Ausbildungsinhalten schon sehr vertraut sind, während diese für andere Personen im gleichen Ausbildungsstadium noch völlig fremd sind. Dieses Potenzial kann im POL ausgezeichnet genutzt werden, indem die Auszubildenden sich in der Kleingruppe entsprechende Inhalte schon selbst gegenseitig erklären. Eine echte Lernfrage im Sinne von »dazu habe ich noch keinerlei Informationen« wäre in dem Fall aber künstlich und würde die Vorerfahrungen der Auszubildenden nicht ernst nehmen. Stattdessen hat es sich in solchen Fällen, die es ja auch schon vorher gab, bewährt, die Auszubildenden statt Fragen Hypothesen formulieren zu lassen. Hypothesen im Sinne gut begründeter Annahmen, die dann in der der Phase der Eigenarbeit geprüft werden müssen. So geht keine Lernfrage verloren, das Vorwissen wird aufgegriffen und subjektive Theorien können überprüft und ggf. überarbeitet werden. Je weiter die Ausbildung voranschreitet, desto mehr Lernfragen werden erfahrungsgemäß durch Hypothesen ersetzt.

6. Schritt: Selbstständiges Studium

Der sechste Schritt beinhaltet zunächst das selbstständige Eigenstudium mithilfe von Literatur. Hier sollte konsequent darauf geachtet werden, dass die Auszubildenden diesen Schritt nicht als arbeitsteilige Gruppenarbeit bearbeiten. Das selbständige Studium hat zum Ziel, allen Gruppenteilnehmern einen systematischen Wissensaufbau und eine umfassende Erarbeitung der Thematik zu ermöglichen.

Dies ist im Übrigen auch nicht möglich, wenn anstelle einer systematischen Erarbeitung einfach Lernfrage für Lernfrage hintereinander abgearbeitet wird. Stattdessen ist es notwendig, sich intensiv in die Thematik einzuarbeiten und erst zum Schluss zu prüfen, ob sich auch die Lernfragen mit dem neuen Wissen beantworten bzw. die Hypothesen überprüfen lassen. Manche wichtigen Informationen erschließen sich erst in der systematischen Beschäftigung mit dem Inhalt und würden andernfalls verloren gehen. Je nach Umfang der Eigenarbeitszeit empfiehlt es sich, eines oder mehrere Kleingruppentreffen anzuregen. Schwierigkeiten können so gemeinsam zeitnah geklärt und ggf. die Unterstützung der Lehrpersonen angefordert werden.

Ergänzend kommen in der Studienphase, wenn das Thema sich dafür anbietet, die Elemente »Expertenbefragung« und »Praktische Übungen« hinzu.

Zusatzelement: Expertenbefragung

Expertenbefragung in der Eigenstudienzeit

Bei manchen mit dem POL anzubahnenden Kompetenzen ist es nicht sinnvoll, sämtliche Inhalte ausschließlich durch das klassische Literaturstudium bearbeiten zu lassen. Zum einen finden sich manchmal aktuelle und praxisrelevante Aspekte noch nicht in den zur Verfügung stehenden Fachbüchern, zum anderen lassen sich Haltung und Einstellung nicht zwingend durch das Lesen von Fachtexten erarbeiten. Hier bietet das Element der Expertenbefragung eine sinnvolle Ergänzung. Die Expertenbefragung kann sowohl in der eigenen Schule stattfinden als auch in externen Einrichtungen oder auch in Form einer Exkursion. Als Experten fungieren auf der einen Seite sowohl Lehrer als auch externe Dozenten aller möglichen Fachrichtungen, auf der anderen Seite auch von der im Fallbeispiel geschilderten Situation betroffene Patienten, Eltern, Angehörige oder Bewohner von Pflegeeinrichtungen. Es hat sich als sinnvoll erwiesen, dass die Auszubildenden sich zunächst in ihrer Eigenstudienphase in das Thema einarbeiten. Regelmäßig tauchen hierbei Fragen auf, die aus der Literatur spontan nicht beantwortet werden können. Diese werden notiert und bilden die Grundlage für die Expertenbefragung. Darüber hinaus bietet die Expertenbefragung den Auszubildenden die Möglichkeit, sich zu versichern, dass alles richtig verstanden wurde. Die Expertenbefragung sollte also keinesfalls eine Unterrichtsstunde für eine Kleingruppe sein, sondern dazu genutzt werden, auf der Basis bereits erworbenen Wissens ein Fachgespräch zu führen und dadurch das eigene Wissen zu ergänzen und zu vertiefen. Organisatorisch wird die Expertenbefragung in die Eigenstudienzeit eingebunden, aber in der POL-Planung gesondert ausgewiesen.

Formen der Expertenbefragung

Folgende Formen der Expertenbefragung wurden bisher erprobt:

Befragung von Fachdozenten innerhalb der Schule
Neben meist eher kognitiv orientierten Expertenstunden durch pflegerische und ärztliche Kollegen beeindruckt die Auszubildenden besonders immer der Kontakt zu selbst betroffenen Personen. So besucht uns zum POL-Thema »Beratung von Patienten mit Diabetes mellitus« als Expertin regemäßig eine junge, an Diabetes mellitus Typ I erkrankte Frau, die den Auszubildenden pro Gruppe für Fragen 60-90 min. zur Verfügung steht. Ein anderes Beispiel

ist das Thema »Mammakarzinom«, zu dem beispielsweise eine Breast Care Nurse eingeladen werden kann, um die Selbstuntersuchung der Brust am Modell zu demonstrieren, Brustprothesen vorzustellen und als Expertin für Fragen zur Verfügung zu stehen.

Befragung von Experten außerhalb der Schule
Ein Beispiel für diese Form ist das POL-Thema »Regionale Unterstützungsangebote für ältere Menschen«. Die Lerngruppen besuchen hierzu einen Pflegestützpunkt und verschiedene Einrichtungen für Senioren am Ort. Dass diese Termine mit den Einrichtungen vorab terminiert und abgestimmt werden müssen, versteht sich von selbst.

Exkursion
Eine halbtägige Exkursion wird zum POL-Thema »Gesundheitsförderung am Beispiel einer Frau mit chronischer Niereninsuffizienz und Dialysetherapie« durchgeführt. Hier findet eine Exkursion in eine Dialysepraxis statt, wo das Thema mithilfe eines Kurzvortrages des leitenden Arztes noch einmal unter verschiedenen Aspekten beleuchtet wird. Anschließend haben die Auszubildenden vor Ort Gelegenheit, die Dialysemaschinen kennenzulernen und im Gespräch mit Betroffenen deren Sichtweisen, Ängste, Einschränkungen und gesundheitlichen Erfordernisse zu erfahren.

Zusatzelement: Praktischer Unterricht

Die Ergänzung problemorientierten Lernens durch praktische Übungen ermöglicht ein »Lernen mit allen Sinnen« und die Reflexion eigener Erfahrungen. Viele POL-Themen lassen sich sinnvoll durch praktischen Unterricht ergänzen, der ebenfalls während der Eigenstudienphase eingeplant werden sollte. So können die Erfahrungen und Lernergebnisse direkt in die Abschlussergebnisse mit einfließen. Beispiele hierfür sind praktische Übungen zum Essen anreichen während einer POL-Lerneinheit zur »Unterstützung bei der Nahrungsaufnahme« oder das Erlernen des Dreipunktgangs mit Unterarmgehstützen beim Thema »Postoperative Versorgung am Beispiel einer Hüftvollprothesen-Operation bei Koxarthrose«, um Patienten präoperativ darin anleiten zu können.

Praktische Übungen in der Eigenstudienzeit

Das Element »Praktische Übungen« ist nicht zu verwechseln mit dem *Skills-Training* im Rahmen des *Skills-Lab-Konzeptes*, welches an unserer Schule erst am Ende jedes Unterrichtsblockes jeweils zwei Tage lang stattfindet und zur Einübung komplexer Situationen dient. Lerninhalte aus dem POL werden hier aufgegriffen, sind aber nicht alleiniger Lerngegenstand.

7. Schritt: Synthetisierung der neuen Informationen und Transfer

Der letzte Schritt im Siebensprung, das Synthetisieren und Testen der neuen Informationen, findet wieder in der Kleingruppe statt. Schritt sieben hat zum

Ziel, mit deutlichem Rückbezug auf das Fallbeispiel, den »Lernkreis« zu schließen. Der Fallbezug spielt hierbei eine wichtige Rolle. Wird darauf verzichtet, kann von den Lernenden schnell der Rückschluss gezogen werden, dass das Fallbeispiel eigentlich überflüssig und problemorientiertes Lernen nichts anderes als eine arbeitsgleiche Gruppenarbeit mit vorher formulierten Lernzielen ist. Das Ziel ist es, die erarbeiteten Ergebnisse mit den Gruppenmitgliedern zu besprechen, ggf. zu ergänzen und am Ausgangsproblem zu überprüfen. Dieser Schritt findet immer im Beisein einer Lehrperson statt, das Gespräch wird aber vom Moderator geleitet. Hierbei sollen die Gruppenmitglieder, ohne aus ihren Unterlagen wörtlich abzulesen, ihre Lösungsvorschläge besprechen. Die Aufgabe des Lehrers besteht darin, Sorge für die fachliche Korrektheit zu tragen und sicher zu stellen, dass Prüfungsinhalte in angemessener Vertiefung behandelt werden. Gelingt dies nicht, ist das Vertrauen der Auszubildenden in die Methode schnell erschüttert und Lernwiderstände treten auf.

Nicht zuletzt ermöglicht der letzte Schritt im POL auch, nachdem der aktuelle Fall abschließend bearbeitet ist, den *Transfer* herzustellen. Um transferieren zu können, bedarf es zunächst der Abstraktion und dann wieder der Fähigkeit, das Abstrakte auf eine neue konkrete Situation zu übertragen. Auch das sind Kompetenzen, die weder von allen Lernenden vorausgesetzt werden dürfen noch sich von selbst nebenbei ausbilden, sondern in ihrer Entwicklung der gezielten Unterstützung bedürfen.

Wie eingangs erwähnt, sollten mindestens zwei Lehrpersonen für drei Lerngruppen zur Verfügung stehen. Um zeitökonomisch mit zwei Lehrern arbeiten zu können, gleichzeitig aber eine optimale inhaltliche Abstimmung untereinander zu erreichen, empfiehlt sich folgende Vorgehensweise: Für die Gruppe, die als erste mit Schritt sechs fertig ist, findet Schritt sieben mit beiden Lehrpersonen gemeinsam statt. Für die anderen beiden Gruppen teilen die Lehrer sich dann auf. Auf diese Art und Weise reichen zwei Doppelstunden für Schritt sieben aus.

Zusätzliche Prozessevaluationen zur Reflexion des Lernprozesses an sich, Schwierigkeiten mit der Methode oder Probleme mit der zur Verfügung stehenden Arbeitszeit, werden bei neu entwickelten POL-Themen zwei bis drei Mal, ansonsten sporadisch ein bis zwei Mal im Jahr mit jedem Kurs durchgeführt.

Tab. 4: Siebensprung

Der Siebensprung	
Schritt	**Ziel**
1. Klärung unklarer Begriffe	Schaffung einer gemeinsamen Ausgangssituation und eines gemeinsamen Textverständnisses für alle Gruppenmitglieder. Hierzu werden unklare Begriffe geklärt.
2. Problemdefinition	Eingrenzung des zu bearbeitenden Bereichs und Formulierung des »Problems« für die Lernenden.

Tab. 4: Siebensprung – Fortsetzung

Der Siebensprung	
Schritt	Ziel
3. Problemanalyse /Brainstorming	Aktivierung des Vorwissens der Gruppenmitglieder in Form eines Brainstormings.
4. Systematische Vertiefung	Systematisierung und Vertiefung der Ergebnisse aus dem Brainstorming. Wissenslücken werden identifiziert.
5. Lernzielformulierung	Formulierung von konkreten Lernfragen und Hypothesen als Basis für das selbständige Studium.
6. Selbstständiges Studium Zusätzliche Elemente: – Expertenbefragung – praktische Übungen	Bearbeitung der Fachinhalte im Eigenstudium mithilfe von Literatur. • Aufgreifen aktueller, praxisrelevanter Aspekte • Mehrdimensionales Lernen und Reflexion von Selbsterfahrungen
7. Synthese der neuen Informationen und Transfer	Überprüfung der neu erworbenen Kenntnisse am Ausgangsproblem, Transferübungen

7.5 Lernerfolgskontrolle im problemorientierten Lernen

Sicherheit für die Lernenden

Warum Lernerfolgskontrolle?

Lernerfolgskontrollen spielen auch im Rahmen von POL-Einheiten eine wichtige Rolle, weil die Auszubildenden so erfahren, ob sie »genug« und »das Richtige« im Hinblick auf Klausuren, Zwischen- und Abschlussprüfungen gelernt haben.

Zu Beginn der Arbeit mit POL ist es für Auszubildende sehr verunsichernd, dass nicht – wie im herkömmlichen Unterricht – jeder dasselbe »im Heft stehen« hat. Damit einher geht die Unsicherheit, ob überhaupt genügend und in ausreichender Vertiefung gelernt wurde. Dieses Problem wird im Übrigen übereinstimmend von vielen Autoren bestätigt (vgl. Bornhöft u. a. 1997, S. 107). Um diesen Unsicherheitsfaktor zu minimieren, ist neben der ausführlichen Ergebnissicherung in Schritt sieben die Lernerfolgskontrolle ein geeigneter Weg.

Das Wissen wird auf Transferfähigkeit hin geprüft

Nachdem in Schritt sieben die Auszubildenden in ihrer Transferfähigkeit unterstützt wurden, bietet die Lernerfolgskontrolle Möglichkeiten an, die neu erworbenen Kompetenzen im Sinne konstruktivistischen Wissenserwerbs in verschiedenen Kontexten zu überprüfen. Dies spielt aufgrund des Prinzips der Exemplarität in den Rahmenlehrplänen eine besondere Rolle. Möglichkeiten hierzu sind, die Kontextbedingungen in der Lernerfolgskontrolle gegenüber dem POL-Fallbeispiel zu verändern oder eine Fall-Geschichte »weiter zu schreiben«: Zum Beispiel ist im POL-Fallbeispiel die zu pflegende Person im Akutkrankenhaus, in der Lernerfolgskontrolle steht der Umzug in eine stationäre Langzeitpflege an. Oder umgekehrt, eine Patientin, die im POL-Fallbeispiel im Setting der ambulanten Pflege zu versorgen ist, kommt in der Lernerfolgskontrolle ins Akutkrankenhaus.

Die Möglichkeiten der Lernerfolgskontrolle

Neben klassischen Klausuren, die in ihrem Modus gezielt auf Zwischen- und Abschlussprüfungen vorbereiten sollten, bietet insbesondere die Arbeit im Skills-Lab eine gute Möglichkeit der Verknüpfung von theoretischem Wissen und praktischer Anwendung im geschützten Raum. Moderne Skills-Lab-Konzepte verbinden das Rollenspiel mit praktischem Fertigkeitentraining, Selbstreflexion und dem Erlernen von gutem Feedback. Besonders effektiv ist der Lernerfolg, wenn gleichzeitig Videoaufnahmen angefertigt und diese im Anschluss reflektiert werden.

Ebenfalls gut geeignet, wenn auch ungleich aufwendiger in der Vorbereitung, ist das Objective structured clinical assessment (OSCA).

OSCA (Objective structured clinical assessment)
Die Durchführung eines OSCA kann mit einem Zirkeltraining beim Sport verglichen werden. Beim OSCA durchlaufen alle Auszubildenden in beliebiger Reihenfolge Stationen, an denen in einer vorher festgelegten Zeit Aufgaben zu erfüllen sind. Die Aufgaben bestehen – abhängig vom Thema – aus Fragen, die schriftlich zu beantworten sind, und aus Simulationssituationen, in denen komplexe Aufgaben zu bewältigen sind.

Ein Thema, welches sich für ein erstes, mit relativ wenig Aufwand vorzubereitendes OSCA gut eignet, ist z. B. »Infusionen und Injektionen«. An den Praxisstationen haben die Auszubildenden die Aufgabe, Infusionen und Injektionen vorzubereiten sowie z. B. an einer Puppe oder am Skelett Punktionstechniken erklären. Die Theoriestationen dienen dazu, konkretes Wissen zum Thema abzufragen. Da es nicht um Leistungsmessung geht (was natürlich ebenso möglich wäre), dienen die Theoriestationen der Reflexion der persönlichen Lernergebnisse und benötigen keine Aufsicht durch eine Lehrperson. Für die Praxisstationen ist pro Station eine Lehrperson erforderlich; die Einbindung von Praxisanleitern bietet sich hier an und fördert darüber hinaus die Zusammenarbeit zwischen Theorie und Praxis.

7.6 Prozessevaluation im problemorientierten Lernen

Ziele Die Ziele einer regelmäßigen Prozessevaluation sind:

- Verbesserung organisatorischer Elemente wie Fallbeispiel, Zeitmanagement und Literatursammlung,
- Identifikation von Problemen mit der Methode durch Lehrer und Auszubildende,
- Reflexion des eigenen Lernverhaltens und Lernerfolgs durch die Lernenden.

Um die erwarteten Informationen zu erhalten, bietet es sich an, die Prozessevaluation mithilfe vorformulierter Fragen und mit Raum für freie Formulierungen durchzuführen. Der in Tabelle 5 dargestellte *Fragebogen* kann Aufschluss über Erfolge und Probleme mit der Methode geben:

Tab. 5: Fragebogen zur Prozessevaluation im problemorientierten Lernen

Frage	Bewertung	Erläuterungen
• War das Fallbeispiel aus Ihrer Perspektive praxisnah bzw. realistisch?	☐ ja ☐ nein	
• Hat das Fallbeispiel Sie zur Erarbeitung der Thematik motiviert?	☐ ja ☐ nein	
• Waren die Literaturhinweise bzw. der Reader zur Bearbeitung der Thematik und zur Beantwortung Ihrer Lernfragen geeignet?	☐ ja ☐ nein	
• War die zur Verfügung stehende Zeit passend?	☐ ja ☐ nein	
• Schätzen Sie Ihr selbständiges Literaturstudium als erfolgreich ein?	☐ ja ☐ nein	
• Falls zutreffend: Haben Ihnen die Expertenbefragung/Exkursion/praktischen Übungen wichtige neue Erkenntnisse vermittelt?	☐ ja ☐ nein	
• War die Zusammenarbeit in Ihrer POL-Gruppe kooperativ und produktiv?	☐ ja ☐ nein	
• Erachten Sie Ihre Lernergebnisse als relevant für Ihre berufliche Praxis?	☐ ja ☐ nein	
Die POL-Einheit hat mir gefallen/nicht gefallen, weil …		

Diskussion

Die Prozessevaluation ist aber nicht nur mithilfe eines Fragebogens möglich. Stattdessen können auch beispielsweise Elemente aus der Moderationsmethode verwendet werden. Möglich ist z. B. folgende Vorgehensweise: Zunächst wird ein Plakat mit einem Koordinatensystem aufgehängt, auf das die Schüler anonym ihre Punkte zu jeder Frage kleben oder malen können. Dadurch wird dem Betrachter auf einen Blick klar, wo Schwachstellen bestehen und evtl. Veränderungen notwendig sind. Anschließend schreiben die Schüler ihre Bemerkungen zur letzten Frage auf Zettel und kleben diese auf das Plakat. In der anschließenden Diskussionsrunde kann jeder (freiwillig) seine Bepunktung und evtl. Probleme noch einmal ausführen und zur Diskussion stellen. Gemeinsam wird abschließend überlegt, wie die nächsten POL-Einheiten ggf. verbessert oder verändert werden können.

7.7 Entscheidungen, die mit der Einführung problemorientierten Lernens einhergehen

Problemorientiertes Lernen in einer Schule einzuführen, bedeutet umfassende Veränderungen:

- eine Veränderung des Selbstverständnisses der Lehrpersonen vom »Allwissenden« hin zum Lernbegleiter,
- veränderte Lernumgebungen hinsichtlich Räumlichkeiten und Ausstattung und schließlich
- die konsequente Einbindung des problemorientierten Unterrichts in das Curriculum.

Wenn der Entschluss zur Einführung des problemorientierten Lernens in die Ausbildung gefallen ist, müssen deshalb einige grundsätzliche Entscheidungen getroffen werden. Diese werden nachfolgend ausgeführt:

Entscheidung für den Startpunkt der Methode

Soll POL in das schulinterne Curriculum implementiert werden, muss entschieden werden, ob POL von *Beginn der Ausbildung* an als Methode angewendet wird oder ob es erst zu *einem späteren Zeitpunkt* eingeführt werden soll. Die Erfahrung mit dem problemorientierten Lernen zeigt, dass die Auszubildenden eine gewisse Zeit benötigen, um eine ausreichende Methodensicherheit zu erlangen und infolgedessen wirklich von dieser Art des Lernens zu profitieren. Die Integration problemorientierter Unterrichtseinheiten vom Einführungsblock an ist damit gut begründet. Entsprechend dem Modell des Kompetenzerwerbs von Dreyfus und Dreyfus, welches sich im entwicklungslogisch strukturierten Curriculumansatz des Berufspädagogen Rauner wiederfindet, lässt sich jedoch auch ein späterer Zeitpunkt, nämlich wenn es in der dritten Ausbildungsstufe um problembehaftete spezielle Arbeitsaufgaben geht, didaktisch rechtfertigen. Festzuhalten ist jedoch, je selbstverständlicher das problemorientierte Lernen zum Schulalltag dazu gehört, desto weniger Lernwiderstände der Auszubildenden sind zu erwarten.

Entscheidung für den Stundenanteil problemorientierter Lerneinheiten

Eine weitere Entscheidung betrifft den Stundenanteil für problemorientierte Lerneinheiten, also wie viel Prozent des Unterrichts problemorientiert gestaltet werden sollen. Diese Frage ist sehr abhängig von Rahmenbedingungen und persönlichen Vorstellungen. Realistisch eingeschätzt werden muss die Zeit, die nicht nur die Schüler, sondern auch die Lehrpersonen benötigen, um in der Methode sicher zu werden. Vielleicht sind auch zunächst Schulungen des ganzen Lehrerteams oder einzelner Teammitglieder vor dem Start sinnvoll. Um niemanden zu überfordern, sollte daher anfangs ein nicht zu hoher Stundenanteil problemorientierter Unterrichte gewählt werden und die Steigerung allmählich erfolgen. Je größer das Lehrerteam, desto häufiger sollten Abstimmungen und Evaluationsschleifen stattfinden, damit alle vom selben sprechen. Ein Beginn mit *ca. 10-15 % Stundenanteil oder eine POL-Lerneinheit pro Unterrichtsblock* haben sich als gut realisierbar herauskristallisiert. Prinzipiell sollte darauf geachtet werden, die POL-Lerneinheiten mit anderen selbstgesteuerten Lernmethoden, wie z. B. dem E-Learning oder anderen Methoden mit einem hohen Anteil an selbständiger Arbeit, im Stundenplan gut aufeinander abzustimmen. Ebenso sollten sich verschiedene problemorientierte Lerneinheiten zeitlich nicht überschneiden.

Selbstgesteuertes Lernen jeglicher Art bedeutet, insbesondere im Hinblick auf Auszubildende mit heterogenen Lern- und Leistungsvoraussetzungen, einen sehr gezielten Unterstützungsbedarf von Seiten der Lehrpersonen.

Entscheidung für geeignete Lernsequenzen

Wie in den Rahmenlehrplänen (vgl. Rahmenlehrpläne 2019, S. 25) ausgeführt wird, ist es weder möglich noch sinnvoll, sämtliche Inhalte situationsorientiert aufzubereiten. POL ist dafür prädestiniert, dort angewendet zu werden, wo eine Zuordnung der Inhalte zu den Situationsmerkmalen erfolgen kann. Auch die Eignung problemorientierten Lernens für exemplarisches und in die Tiefe gehendes Lernen legt – abhängig vom durch den Ausbildungsstand vorgegebenen Kompetenzgrad – die Anwendung zur Erarbeitung komplexer Pflegebedarfssituationen nahe. Die geforderte Steigerung der Kompetenzen von denen der Zwischenprüfung zu den Kompetenzen zur Abschlussprüfung ist leitend für die Komplexität der Fallsituation.

Im Sinne eines konstruktivistischen Verständnisses vom Lernen muss neues Wissen mit vorhandenen kognitiven Strukturen verknüpft werden, damit sich eine elaborierte Wissensbasis aufbaut. Um einen möglichst guten Lernerfolg mit POL zu erzielen, sollte deshalb unbedingt darauf geachtet werden, dass kognitive Anknüpfungsmöglichkeiten für die Auszubildenden vorhanden sind. Überhaupt »leben« die ganzen Rahmenlehrpläne in ihrem spiraligen Aufbau ja von Bezügen zwischen den Lernsequenzen und den Synergien, die dadurch entstehen können. Anknüpfungsmöglichkeiten für neues Wissen ergeben sich zu Beginn der Ausbildung eher aus den privaten Erfahrungen der Lernenden und ihren ersten Praxiserfahrungen, und im Verlauf der Ausbildung immer mehr an bereits vermittelten Lerninhalten.

Ein weiteres Kriterium für die Auswahl von Unterrichtsthemen für den problemorientierten Unterricht ist die Vielfalt der Recherchemöglichkeiten. Themen, die nicht nur mithilfe von Literatur bearbeitet werden müssen, sondern für die auch Telefonate, Besuche von Einrichtungen oder Ähnlichem notwendig sind, fördern gleichzeitig mit der Fachkompetenz auch kommunikative und soziale Kompetenzen. Auch die Verknüpfung mit praktischem Fertigkeitentraining und Skillslab-Training erhöhen die Aufmerksamkeit und das Interesse der Lernenden sowie Erkenntnisse durch Selbsterfahrung.

Teil III: Problemorientierte Lerneinheiten

Im folgenden Teil (▶ Kap. 9–20) werden zwölf problemorientierte Lerneinheiten vorgestellt und Vorschläge dazu unterbreitet, wie sie in ein – auf den Rahmenlehrplänen basierendes – schuleigenes Curriculum eingebunden werden können. Die Lerneinheiten basieren größtenteils auf langjährig »bewährten« Fallbeispielen, die aber für die Neuauflage dieses Buches an die Erfordernisse der generalistischen Pflegeausbildung adaptiert wurden. Sie können dennoch unabhängig vom verwendeten Curriculum verwendet werden und unproblematisch angepasst werden.

Problemorientierte Lerneinheiten für das erstes Ausbildungsdrittel

1. Unterstützung bei der Hilfsmittelversorgung im Zusammenhang mit dem Hören bei einem 70-jährigen Mann (»Einführungs-POL«)
2. Unterstützung bei der Nahrungsaufnahme am Beispiel eines 23-jährigen Mannes nach einem Skiunfall
3. Postoperative Versorgung einer 75-jährigen Frau am Beispiel einer Hüftvollprothesen-Operation bei Koxarthrose
4. Pflegerische Versorgung eines 62-jährigen Mannes mit Chronischer Herzinsuffizienz

Problemorientierte Lerneinheiten für das zweite Ausbildungsdrittel

5. Pflegerische Versorgung eines 3-jährigen Mädchens mit akuter obstruktiver Bronchitis
6. Beratung einer 76-jährigen Frau mit chronischen Obstipationsbeschwerden in der häuslichen Pflege
7. MRSA-Sanierung am Beispiel einer 90-jährigen Bewohnerin mit demenzieller Erkrankung in der stationären Langzeitpflege
8. Regionale Unterstützungsangebote für ältere Menschen

Problemorientierte Lerneinheiten für das dritte Ausbildungsdrittel

9. Pflegerische Versorgung eines 2-jährigen Jungen mit akuter infektiöser Gastroenteritis
10. Pflegerische Versorgung eines onkologisch erkrankten Menschen am Beispiel eines 51-jährigen Mannes mit einem Larynxkarzinom

11. Gesundheitsförderung bei einer 34-jährigen Frau aus Syrien mit chronischer Niereninsuffizienz und Dialysetherapie
12. Palliative Pflege am Beispiel einer 47-jährigen Frau mit Brustkrebs

8 Hinweise zur Anwendung der Unterrichtsbeispiele

Die einzelnen Lerneinheiten sind wie folgt gegliedert (▶ Kap. 8.1–8.5):

8.1 Fallbeispiel

Echte oder konstruierte Patientengeschichte

Die Fallgeschichten sind das Kernelement einer jeden problemorientierten Lerneinheit und sollten dementsprechend sorgfältig ausgewählt und formuliert werden. Je realistischer ein Fall wirkt, desto größer ist die Lernmotivation. In den Beispielen finden sich größtenteils echte Fallgeschichten, die für die Lernvoraussetzungen und curricularen Rahmenbedingungen nur wenig modifiziert wurden. Wichtig ist bei der Verwendung der Fallbeispiele, genau zu überprüfen, ob die individuell angestrebten Lernoutcomes bzw. Kompetenzen daraus abgeleitet werden können. Wenn diese von den hier aufgeführten Vorschlägen abweichen, muss meistens auch das Fallbeispiel verändert werden.

8.2 Einordnung in das Curriculum

Die Rahmenlehrpläne der Fachkommission nach § 53 PflBG sind (bedauerlicherweise, diese persönliche Anmerkung sei mir an der Stelle gestattet) nicht verbindlich, sondern sie haben lediglich eine empfehlende Wirkung für die Lehrpläne der Länder und die schulinternen Curricula der Pflegeschulen. Es ist dennoch zu hoffen, dass viele Schulen dieser Empfehlung folgen und die damit verbundene Chance sehen, Ausbildung neu, zukunftsorientiert und an den realen Bedingungen der sich ständig verändernden beruflichen Praxis orientiert zu gestalten. Den alten Wein in neue Schläuche zu gießen und mehr oder weniger weiterzumachen wie bisher, würde diese Chance ungenutzt verstreichen lassen. Für Schulen, die sich an den Rahmenlehrplänen orientieren, erfolgt zu jeder Lerneinheit eine Einordnung in denselben. Sie ist als Vorschlag zu verstehen, da viele Themen in unterschiedlichen curricularen Einheiten verortet werden können. Das gleiche gilt für die vorgeschlagenen, zu bearbeitenden Pflegediagnosen.

8.3 Pflegediagnosen

Einheitliche Sprache zur Beschreibung von Pflegebedarf

Die NANDA (North American Nursing Diagnosis Association) definiert den Begriff Pflegediagnose wie folgt: »Eine Pflegediagnose ist eine klinische Beurteilung einer menschlichen Reaktion auf Gesundheitszustände/Lebensprozesse oder einer Vulnerabilität für diese Reaktion eines Individuums, einer Familie, Gruppe oder Gemeinschaft. Eine Pflegediagnose stellt die Grundlage für die Auswahl an Pflegeinterventionen zur Erzielung von Outcomes dar, für die die Pflegefachpersonen verantwortlich sind« (Herdman/Kamitsuru 2016, S. 499).

Die Fachkommission empfiehlt in den Rahmenlehrplänen (vgl. Rahmenlehrpläne 2019, S. 11) im Zusammenhang mit der Durchführung der Vorbehaltsaufgaben und der Pflegeprozessverantwortung ausdrücklich, »dass die Handlungsanlässe als Situationsmerkmal soweit wie möglich und sinnvoll anhand von pflegespezifischen Begriffssystemen als Pflegediagnosen oder Pflegephänomene beschrieben werden«. Dieser Empfehlung wird auch hier gefolgt, indem jedem Fallbeispiel Pflegediagnosen zur möglichen Bearbeitung angefügt sind.

Pflegediagnosen ermöglichen Pflegefachkräften eine einheitliche Sprache zur differenzierten Beschreibung der Situation und Pflegebedürftigkeit von betroffenen Personen. Im Gegensatz zu individuell formulierten Pflegeproblemen und Ressourcen sind sie eine systematische, verbindliche und vor allem internationale Taxonomie. Pflegediagnosen orientieren sich nicht an medizinischen Diagnosen, Organsystemen oder pflegerischen Handlungen, sondern vielmehr an »Leidenszuständen, die beim Menschen auftreten und die durch Pflege angegangen werden können« (Doenges u. a. 2016, S. 20).

Folgt die Ausbildung zukünftig dem Prinzip der Wissenschaftsorientierung und soll Pflegeausbildung evidenzbasiert erfolgen, ist ihre Verwendung fast unumgänglich; internationale pflegewissenschaftliche Veröffentlichungen sind nahezu vollständig an Pflegediagnosen orientiert. Durch die Zuordnung von Pflegediagnosen zu den Situationsbeschreibungen durchzieht der Pflegeprozess durchgängig – wie in den Rahmenlehrplänen initiiert – als roter Faden auch die problemorientierten Lerneinheiten. In ihrer Eigenarbeit erarbeiten die Auszubildenden schwerpunktmäßig (neben dem ggf. benannten Krankheitsbild) die Pflegediagnosen der zu pflegenden Person sowie geeignete, möglichst evidenzbasierte Pflegeinterventionen.

Auch bei den aufgeführten Pflegediagnosen handelt es sich nicht um starre Vorgaben, sondern um Vorschläge; welche Pflegediagnosen in den jeweiligen Stand der Ausbildung passen, liegt an der schuleigenen curricularen Struktur und im Ermessen der Lehrenden.

8.4 Erwünschte Lernergebnisse

Ziel der Ausbildung ist berufliche Handlungskompetenz

Jeder Lerneinheit steht die Überlegung voran, welche Kompetenzen mit den jeweiligen Inhalten und Methoden angebahnt werden sollen. Dies ist bei der Gestaltung problemorientierter Lerneinheiten ebenso relevant wie in der herkömmlichen Unterrichtsplanung. Dennoch muss beim POL berücksichtigt werden, dass sich bei der Erarbeitung der Lernziele durch die Schüler oft neue, unerwartete und interessante Ziele ergeben. Schewior-Popp formuliert diesen Aspekt sehr treffend wie folgt: »[...] wenn die Zielplanung nicht als absolut gesetzt wird, sondern ein professioneller Lehrer sich vielmehr dadurch auszeichnet, dass er fähig und willens ist, im Unterrichtsprozess von seiner ursprünglichen Zielsetzung abzuweichen oder diese zu modifizieren, wenn er in der Lage ist, sich auch auf Ziele der Schüler einzulassen und in seiner Planung bereits über mögliche Ziele der Schüler nachdenkt – dann ist die Auseinandersetzung mit der Zieldimension des Unterrichts eine sehr sinnvolle Sache im Sinne absichtsvollen pädagogischen Handelns« (Schewior-Popp 1998, S. 53).

Die nachfolgenden Ausführungen orientieren sich in der Frage der Formulierung erwünschter Lernergebnisse an *Hansruedi Kaiser*. Kaiser legt einen Kompetenzbegriff zugrunde, der besagt, dass eine bestimmte Kompetenz sich dadurch zeigt, dass »eine Person in der Lage ist, eine bestimmte Klasse von Situationen adäquat zu bewältigen und dabei bestimmte Ressourcen mobilisiert« (Kaiser 2005, S. 164). Auf seiner Internetseite konstatiert er: »Eine konsequent transferorientierte Ausbildung bedarf auch anderer Arten von Lernzielen als die traditionellen »Kenntnisse« und »Fähigkeiten«. Ob der Transfer gelungen ist, und damit das Ausbildungsziel erreicht wurde, zeigt sich erst im Berufsalltag. Lernziel ist also in letzter Konsequenz die professionelle Bewältigung beruflicher Situationen.«[2]

Ressourcen sind im Kaiserschen Sinne Hilfskonstruktionen zur Beschreibung bestimmter Aspekte einer Kompetenz. Zu beachten ist hierbei, dass nicht der Erwerb von Ressourcen das Bildungsziel darstellt, sondern die kompetente Bewältigung beruflicher Situationen. So kann sich kompetentes Handeln eben auch einmal darin zeigen, dass die Person durch situative Erfordernisse von der Norm abweicht. Entscheidend ist hierbei jedoch, dass sie sich dessen bewusst ist und die Norm kennt. Die Ressourcen in diesem Sinne stellen also die Bausteine dar, mit Hilfe derer berufliche Kompetenzen aufgebaut werden können (vgl. Kaiser 2005, S. 164–166).

In diesem Sinne lässt sich sagen, dass zum Aufbau beruflicher Kompetenzen deklaratives Wissen, prozedurales Wissen sowie Einstellungen bzw.

---

[2] http://hrkll.ch/WordPress/situierte-kompetenzen/ (Zugriff am 12.04.2020)

Haltungen vermittelt werden müssen, damit dieses Wissen dann situationsadäquat in das professionelle und kompetente Handeln überführt werden kann. Da sich erst in der Berufspraxis die tatsächlichen Kompetenzen zeigen, ist das erwünschte bzw. erwartete Lernergebnis jeglichen Unterrichts der Aufbau von Ressourcen. Als Arbeitsgrundlage sind daher zu allen Lerneinheiten die Lernergebnisse als solche Ressourcen formuliert. Diese sind – orientiert an der Weiterbildungsordnung der Landespflegekammer Rheinland-Pfalz – gegliedert in »Wissen«, »Können« und »Einstellungen/Werte/Haltungen« (vgl. Landespflegekammer Rheinland-Pfalz 2019, S. 27–28) und beziehen sich auf die vorher aufgeführten Pflegediagnosen.

Die vorgeschlagenen Ressourcen sind kleinschrittig und konkret formuliert, sodass daraus in der POL-Vorbereitung leicht wiederum die Lernziele oder Lernfragen der Auszubildenden in Schritt 5 des POL abgebildet werden können. Darüber hinaus sind sie an den beschriebenen Ausbildungsstand angepasst. Sie sollten keinesfalls unkritisch übernommen werden, sondern stets auf die jeweilige Lerngruppe bzw. Lernsituation angepasst werden. Nur wenn die POL-Lerneinheit exakt auf die individuellen Lernvorrausetzungen abgestimmt ist, kann die im problemorientierten Lernen als essenziell beschriebene Verknüpfung von vorhandenem und neuem Wissen der Lernenden gewährleistet werden. Der individuelle Lernstand der Auszubildenden ist außerdem relevant für die Auswahl geeigneter Literaturempfehlungen.

8.5 Zeitplanung

Die Vorschläge zur Zeitplanung der einzelnen Unterrichtseinheiten beruhen auf Erfahrungswerten. Die individuelle Bearbeitungszeit ergibt sich aus:

- der Komplexität der Aufgabenstellung selbst und dem erwarteten Grad der Vertiefung,
- dem Umfang der zu bearbeitenden Literatur,
- der benötigten Zeit für Expertenbefragungen, Exkursionen und praktische Übungen sowie
- den Fähigkeiten und Erfahrungen der Lerngruppe im Hinblick auf das problemorientierte Lernen.

Je mehr Erfahrung eine Lerngruppe mit der Methode mitbringt, desto intensiver wird die zur Verfügung stehende Zeit auch inhaltlich genutzt. Lerngruppen, die nur selten problemorientiert vorgehen oder am Anfang der Ausbildung stehen, benötigen mehr Zeit für ihre Organisation.

9 Unterstützung bei der Hilfsmittelversorgung im Zusammenhang mit dem Hören bei einem 70-jährigen Mann

Diese POL-Einheit dient seit vielen Jahren an unserer Schule der Einführung der Auszubildenden in das problemorientierte Lernen im Einführungsblock. Die meisten Auszubildenden können zu diesem Zeitpunkt auf keine pflegeberuflichen Erfahrungen zurückgreifen, haben häufig beim Lesen der Fallgeschichte jedoch Wiedererkennungseffekte aus Pflegepraktika oder auch aus dem privaten Bereich. Im Sinne der generalistischen Ausbildung ist die Versorgung mit Hörgeräten und der fachgerechte Umgang damit ein Thema, welches bei pflegebedürftigen Menschen aller Altersgruppen, vom Kleinkind bis zum betagten Menschen und in verschiedensten Pflegesettings relevant ist. Die Personen, die am häufigsten von Hörschäden betroffen sind, sind jedoch ältere Menschen. Daher wurde für das Fallbeispiel die Situation eines 70-jährigen Mannes ausgewählt.

Der Entscheidung, in der Ausbildung eine Situation aus dem privaten Umfeld der Auszubildenden anstelle einer beruflichen Situation zu wählen, liegt die Idee der Entwicklung beruflicher Identität innerhalb der entwicklungslogischen Lehrplanstruktur des Berufspädagogen Felix Rauner zugrunde. Hier geht es darum, dass Anfänger (Novizen) erst einmal ein Überblicks- und Orientierungswissen benötigen, um sich möglichst rasch mit ihrem Beruf zu identifizieren und dann im Sinne der stufenweisen Kompetenzentwicklung nach Dreyfus und Dreyfus zu fortgeschrittenen Anfängern zu werden (vgl. Rauner 1999, S. 436-444). Berufsanfänger werden im privaten Umfeld oft, und das bestätigen unsere Auszubildenden immer wieder, sofort als Experten für die berufliche Domäne angesprochen, was ihrer beruflichen Identitätsentwicklung förderlich ist. Sie sollten daher möglichst rasch einen Überblick über die typischen beruflichen Handlungssituationen, Kenntnisse und Fähigkeiten erhalten. Diese typische Situation für Berufsanfänger wird somit im ersten Fallbeispiel aufgegriffen.

9.1 Fallbeispiel

Sie haben vor einem viertel Jahr mit Ihrer Ausbildung zur/m Pflegefachfrau/Pflegefachmann begonnen. Gerade sind Sie in Ihrem ersten Praxiseinsatz, und nun freuen Sie sich auf ihr freies Wochenende. Ein besonderes Ereignis steht bevor: Ihr Großvater, der in Hamburg lebt, wird 70 Jahre alt. Sie haben ihn länger nicht gesehen, haben ihre Großeltern aber als aktive Rentner in Erinnerung, die gerne reisen und einen großen Bekanntenkreis pflegen. Zum Geburtstag ist eine große Familienfeier geplant und Sie reisen freitags nach dem Frühdienst mit Ihren Eltern und einem Auto voller Geschenke in Richtung Norden.

In Hamburg angekommen empfängt ihre Großmutter sie und wirkt irgendwie verändert; sie ist blass und sieht traurig aus. Auf Ihre Frage, wie es ihr geht, berichtet sie Ihnen, dass der Großvater in letzter Zeit sehr schlecht hört und das Leben mit ihm sehr anstrengend geworden ist: »Das Fernsehgerät ist stets extrem laut gestellt, und ich spreche auch schon sehr laut mit ihm. Trotzdem kommt es häufig zu Missverständnissen und dann zu Streit. So kenne ich ihn gar nicht. Zu Veranstaltungen unserer Seniorengruppe und zu unseren Freunden möchte er auch nicht mehr gehen, und wenn wir selbst abends mal noch Besuch bekommen, geht er früh zu Bett. Mir fällt hier daheim aber die Decke auf den Kopf«, klagt Ihre Großmutter weiter, »der Hausarzt hat auch bereits die Anschaffung eines Hörgerätes empfohlen, aber darüber möchte der Großvater noch nicht einmal reden.«

Kaum haben Sie ihre Taschen ausgepackt, fängt Ihr Großvater Sie im Flur ab, zieht Sie am Arm in sein Arbeitszimmer und fängt sehr laut und aufgeregt an zu sprechen: »Kind, wie gut, dass du da bist! Du bist doch jetzt die Fachfrau/der Fachmann. Mein Hausarzt gesagt, dass ich wahrscheinlich unter einer Innenohrschwerhörigkeit leide. Woher soll ich die denn haben? So ein Blödsinn. Und nun hat er vorgeschlagen, dass ich ein Hörgerät kriege. So ein piepsendes Ding, mit dem man aussieht wie ein alter Trottel, der nicht mehr weiß, wo es langgeht! Nein, nein, so weit bin ich noch lange nicht. Ich weiß noch alles. Und ich kriege alles mit, besonders wenn sie wieder über mich tuscheln! Meine Schwester, deine Großtante Elfriede, die hatte auch so ein Ding. Das hat entweder ständig gepfiffen oder überhaupt nicht funktioniert. Sie ist nie mit der Bedienung zurechtgekommen, und die Reinigung war auch nicht so einfach. Na ja, schließlich hat sie es verloren, das teure Gerät. Und dann wollte sie auch kein Neues mehr haben und lebt ganz gut ohne. Wie gesagt... ohne mich – oder was meinst Du?«

9.2 Einordnung in das Curriculum und Pflegediagnosen

In Tabelle 6 wird dargestellt, wie die problemorientierte Lerneinheit innerhalb der Rahmenlehrpläne zu verorten ist, welche Lernvoraussetzungen erforderlich sind und wie auf die Lerninhalte aufgebaut werden kann.

Tab. 6: Einordnung in das Curriculum

POL Unterstützung bei der Hilfsmittelversorgung im Zusammenhang mit dem Hören bei einem 70-jährigen Mann		
1. Ausbildungsdrittel	CE 02:	Zu pflegende Menschen in der Bewegung und Selbstversorgung unterstützen
	CE 02B:	Menschen in der Selbstversorgung unterstützen

Grad der situativen Anforderungen (vgl. Rahmenlehrpläne 2019, S. 21)

- geringer Grad an Pflegebedürftigkeit
- gesundheitliche Problemlagen bei gesundheitlicher Stabilität
- die einzelnen zu pflegenden Menschen stehen im Mittelpunkt, ggf. auch einzelne Bezugspersonen
- hoher Grad an Ressourcen

Tab. 6: Einordnung in das Curriculum – Fortsetzung	Lernvoraussetzungen: • keine speziellen Vorkenntnisse erforderlich • empfehlenswert: Grundlagen zur Kommunikation Möglichkeiten zum spiralen Aufbau: CE 07: Rehabilitatives Pflegehandeln im interprofessionellen Team (z. B. weiterführende Versorgung mit Hilfsmitteln) CE 09: Alte Menschen bei der Lebensgestaltung lebensweltorientiert unterstützen (z. B. Unterstützende Maßnahmen bei gesundheitsbedingten Kommunikationsbarrieren, Förderung der kulturellen Teilhabe) CE 10: Entwicklung und Gesundheit in Kindheit und Jugend in pflegerischen Situationen fördern (z. B. Versorgung und Sprachförderung bei Kindern mit Cochlea-Implantaten)

  Pflegediagnosen, die im Zusammenhang mit diesem Fallbeispiel bearbeitet werden können, sind beispielsweise:

- auditive Wahrnehmungsstörung: Veränderung der Anzahl oder des Musters eingehender Reize, begleitet von einer verminderten, verstärkten, verzerrten oder beeinträchtigten Reaktion auf solche Reize[3].
- Beeinträchtigte verbale Kommunikation: Verminderte, verzögerte oder fehlende Fähigkeit, ein System von Zeichen zu empfangen, zu verarbeiten, weiterzugeben und/oder zu nutzen.
- Wissensdefizit: Fehlen oder Mangel an kognitiven Informationen bezogen auf ein bestimmtes Thema. Hier: Hörgeräte (Großvater) und Kommunikation mit schwerhörigen Menschen (Großmutter).
- Gefahr eines chronisch geringen Selbstwertgefühls: Risiko von langanhaltenden negativen Selbsteinschätzungen/Gefühlen über sich selbst oder die eigenen Fähigkeiten, welche die Gesundheit beeinträchtigen könnten.
- Bereitschaft für vermehrtes Wissen: Ein Muster der kognitiven Informationen über ein spezielles Thema oder ihrer Aneignung, welches gestärkt werden kann.
- ...

9.3 Lernergebnisse/Ressourcen

 Wissen: Die Auszubildenden ...

- beschreiben den Zusammenhang zwischen der im Fallbeispiel geschilderten Situation und den daraus resultierenden Pflegediagnosen.
- erklären verschiedene Formen von Schwerhörigkeit und ordnen diese der im Fallbeispiel geschilderten Situation zu.

---

3 Diese Pflegediagnose ist derzeit nicht mehr auf der offiziellen NANDA-Liste.

- stellen dar, welche Schwierigkeiten durch Einschränkungen im Hörvermögen im Alltag betroffener Menschen entstehen.
- beschreiben verschiedene Formen von Hörsystemen und begründen, welche Formen für welche Bedürfnisse geeignet sind.
- begründen die sachgerechte Aufbewahrung von Hörgeräten und erläutern, was beim Tragen von Hörgeräten zu berücksichtigen ist.
- beschreiben typische Probleme, die das Tragen von Hörgeräten für die betroffene Person mit sich bringt und kennen Gründe, das Tragen eines Hörgerätes abzulehnen.
- legen dar, welche Kosten ein Hörgerät verursacht und wie die Kostenübernahme bzw. Zuzahlung bei Trägern der gesetzlichen und privaten Krankenversicherung geregelt ist.
- beschreiben die Gestaltung einer angemessenen verbalen Kommunikation mit Menschen mit Einschränkungen im Hörvermögen sowie Unterstützungsmöglichkeiten durch Nutzung anderer Sinneskanäle und nonverbaler Kommunikationselemente.
- ...

Können: Die Auszubildenden ...

- erkennen Anzeichen für die typischerweise vorkommenden Pflegediagnosen, leiten entsprechende Pflegeinterventionen situationsgemäß davon ab und beschreiben Pflegeergebnisse.
- reinigen Hörgeräte, setzen diese fachgerecht ein und nehmen sie wieder heraus.
- führen den Batteriewechsel bei einem HdO-Hörgerät sachgerecht durch.
- erkennen und beheben typische Störungen am Hörgerät.
- beachten die Kommunikationsregeln im Umgang mit hörgeschädigten Personen.
- ...

Einstellungen/Werte/Haltungen: Die Auszubildenden ...

- sind aufmerksam für Widerstände gegen das Tragen eines Hörgerätes.
- entwickeln Verständnis und Einfühlungsvermögen für Menschen mit Schwerhörigkeit und damit einhergehenden Kommunikationshindernissen.
- erkennen Entscheidungen für oder gegen das Tragen von Hörhilfen als Selbstbestimmungsrecht der zu pflegenden Person an.
- ...

9.4 Zeitplanung und Zusatzelemente

Für die gesamte Lerneinheit sind 14 Unterrichtsstunden vorgesehen:

- 4 Std.: Erarbeitung der Siebensprung-Schritte eins bis fünf in der Kleingruppe mit intensiver instruktionaler Begleitung durch die Lehrpersonen

- 6 Std.: Eigenstudium (einschließlich Expertenbefragung und praktischer Übungen)
- 4 Std.: Schritt sieben in der Kleingruppe einschließlich Transferübungen

Diese POL-Lerneinheit bietet sich an, die Auszubildenden direkt auch mit Informationsquellen außerhalb des Literaturstudiums vertraut zu machen. Nach entsprechender Terminierung und Planung stellen Krankenkassen und Hörstudios geeignete Informationsquellen dar, die entweder persönlich oder telefonisch befragt werden können. Hörstudios stellen auch oft Demonstrationsmaterial zur Verfügung, an dem die Auszubildenden z. B. den Batteriewechsel üben können.

10 Unterstützung bei der Nahrungsaufnahme am Beispiel eines 23-jährigen Mannes nach einem Skiunfall

Das Servieren und Anreichen von Speisen und Getränken gehört zu den Aufgaben, die Auszubildende in der Pflege von Beginn ihrer Ausbildung an in der Praxis durchführen. Die Unterstützung bei der Nahrungsaufnahme ist ein Thema, welches Menschen aller Altersgruppen und sowohl im ambulanten als auch im stationären Bereich betreffen kann und somit für generalistisch orientiertes Lernen gut geeignet ist. Junge Erwachsene in dieser Situation, wie in diesem Fallbeispiel geschildert, sind sicher eher die Ausnahme – stellen Pflegende aber noch einmal vor Herausforderungen anderer Art. Lerninhalte der POL-Lerneinheit sind die Rahmenbedingungen für die Nahrungsaufnahme bei Menschen sowie das Anrichten und Anreichen von Speisen und Getränken. Es geht hier noch nicht um spezielle Techniken, z. B. bei Menschen mit Schluckstörungen; diese werden zu einem späteren Ausbildungszeitpunkt thematisiert.

Die Unterrichtseinheit »Essen und Trinken« eignet sich auch zur Einführung der Auszubildenden in das Problemorientiert Lernen, da sie in CE 02B verortet ist und damit am Anfang der Ausbildung steht.

10.1 Fallbeispiel

Sie haben als Auszubildende/r in Ihrem Orientierungseinsatz Spätdienst auf der unfallchirurgischen Station. Bei der Dienstübergabe erfahren Sie von einem 23-jährigen Patienten, Herrn Baier, der heute Vormittag nach einem Skiunfall ins Krankenhaus gekommen war. Die Pflegefachfrau Martina Schneider berichtet, dass Herr Baier erstmalig auf Skiern gestanden hatte, in einer Kurve vornüber gestürzt war und dabei eine Radiusfraktur am linken Arm sowie eine Kahnbeinfraktur der rechten

Hand erlitten hat. Außerdem sei er mit dem Kopf aufgeschlagen und habe keinen Helm getragen.

Beide Frakturen wurden konservativ mittels Gipsschienen versorgt. Wegen der durch den Sturz verursachten Commotio cerebri mit retrograder Amnesie soll Herr Baier zur Überwachung bis morgen stationär bleiben. »Herr Baier hat ja wirklich richtig Pech gehabt. Das erste Mal auf Skiern und dann so etwas. Könntest Du bitte gemeinsam mit Susanne die Versorgung von Herrn Baier übernehmen? Er ist auf Zimmerebene mobil, soll aber liegen bleiben.«

Nach der Dienstübergabe gehen Sie zu Herrn Baier, der alleine im Zimmer liegt und gerade fernsieht. Auf dem Nachttischchen steht unberührt sein Mittagessen. »Hat es Ihnen nicht geschmeckt, Herr Baier?« Herr Baier nimmt den Kopfhörer ab und schaut Sie kopfschüttelnd an: »Das hat mir eine Servicekraft vorhin hingestellt und freundlich einen guten Appetit gewünscht. Haben Sie schon mal versucht, sich mit einer Hand ein Schnitzel klein zu schneiden? Oder eine Flasche Wasser aufzudrehen? Nein? Ich warte darauf, dass meine Freundin heute Abend zu Besuch kommt und mir eine Pizza oder Pommes mitbringt. Die kriege ich dann schon irgendwie gegessen ...«.

Auf ihre vorsichtige Frage, ob Sie ihm vielleicht helfen können, winkt er ab ... »Nein, um Himmels Willen, das geht schon ...«.

10.2 Einordnung in das Curriculum und Pflegediagnosen

In Tabelle 7 wird dargestellt, wie die problemorientierte Lerneinheit innerhalb der Rahmenlehrpläne zu verorten ist, welche Lernvoraussetzungen erforderlich sind und wie auf die Lerninhalte aufgebaut werden kann.

Tab. 7: Einordnung in das Curriculum

POL Unterstützung bei der Nahrungsaufnahme am Beispiel eines 23-jährigen Mannes nach einem Skiunfall

1. Ausbildungsdrittel
   - CE 02: Zu pflegende Menschen in der Bewegung und Selbstversorgung unterstützen
   - CE 02B: Menschen in der Selbstversorgung unterstützen

Grad der situativen Anforderungen (vgl. Rahmenlehrpläne 2019, S. 21)

- geringer Grad an Pflegebedürftigkeit, also max. erhebliche Beeinträchtigungen in der Selbstständigkeit
- gesundheitliche Problemlagen bei gesundheitlicher Stabilität
- die einzelnen zu pflegenden Menschen stehen im Mittelpunkt, ggf. auch einzelne Bezugspersonen
- hoher Grad an Ressourcen

Lernvoraussetzungen (empfehlenswert):

- Grundlagen der gesunden Ernährung
- Überblick über Aufbau und Funktion des Verdauungstraktes

Tab. 7: Einordnung in das Curriculum – Fortsetzung	• Assessment des Ernährungszustandes • Expertenstandard Ernährungsmanagement Möglichkeiten zum spiraligen Aufbau: CE 07: Rehabilitatives Pflegehandeln im interprofessionellen Team (z. B. Pflege von Menschen mit Schluckstörungen, spezielle Techniken des Anreichens von Nahrung) CE 09: Alte Menschen bei der Lebensgestaltung lebensweltorientiert unterstützen (z. B. Planung und Gestaltung von Lebensaktivitäten) CE 11: Menschen mit psychischen Gesundheitsproblemen und kognitiven Beeinträchtigungen personenzentriert und lebensweltbezogen unterstützen (z. B. Essstörungen bei Kindern und Jugendlichen)

Pflegediagnosen, die im Zusammenhang mit diesem Fallbeispiel bearbeitet werden können, sind beispielsweise:

- Selbstversorgungsdefizit Essen und Trinken: Beeinträchtige Fähigkeit, Aktivitäten der Nahrungsaufnahme [einschließlich Flüssigkeitsaufnahme] selbstständig auszuführen oder abzuschließen.
- Machtlosigkeit: Wahrnehmung eines Mangels an Kontrolle über eine Situation, einschließlich der bewussten Wahrnehmung, dass die eigenen Handlungen keine signifikante Wirkung auf das Ergebnis haben.
- Beeinträchtigte körperliche Mobilität: Einschränkung der unabhängigen, zielgerichteten Bewegung des Körpers oder von einer oder mehreren Extremität(en).
- ...

10.3 Lernergebnisse/Ressourcen

 Wissen: Die Auszubildenden ...

- beschreiben den Zusammenhang zwischen der im Fallbeispiel geschilderten Einschränkungen und den daraus resultierenden Pflegediagnosen.
- erklären, welche physiologischen Voraussetzungen für eine orale Aufnahme von Speisen und Getränken notwendig sind.
- erläutern, welche körperlichen und psychischen Aspekte zu verminderter Nahrungsaufnahme führen können.
- stellen dar, welche Rahmenbedingungen für das Servieren von Speisen und Getränken im Krankenzimmer geschaffen werden sollten.
- erläutern das sach- und fachgerechte Vorbereiten und Anrichten des Essens für einen kranken Menschen.
- beschreiben die Aufgabenverteilung im Stationsteam mit unterschiedlichen Qualifikationen in Bezug auf das Verteilen, Vorbereiten und Anreichen von Speisen.
- ...

Können: Die Auszubildenden ...

- erkennen Anzeichen für die typischerweise vorkommenden Pflegediagnosen, leiten entsprechende Pflegeinterventionen situationsgemäß davon ab und beschreiben Pflegeergebnisse.
- bereiten das Anreichen von Speisen und Getränken beim hilfebedürftigen Menschen vor.
- führen das Anreichens von Speisen und Getränken beim hilfebedürftigen Menschen unter Berücksichtigung verschiedener körperlicher Einschränkungen durch.
- ...

Einstellungen/Werte/Haltungen: Die Auszubildenden ...

- werden aufmerksam für die Bedeutung von Esskultur auch bei hilfebedürftigen Menschen.
- erkennen durch Selbsterfahrung die Problematik der Situation des Essenanreichens für die betroffene Person.
- verhalten sich in entsprechenden Situationen einfühlsam und erkennen individuelle Wünsche und Bedürfnisse der betroffenen Menschen an.
- werden aufmerksam auf die Problematik des Skill- und Grade-Mix in der Pflege sowie die Bedeutung eines guten Informationsflusses und sind bereit, hierzu beizutragen.
- ...

10.4 Zeitplanung und Zusatzelemente

Für die gesamte Unterrichtseinheit sind 16 Unterrichtsstunden vorgesehen:

- 2–3 Std.: Erarbeitung der Siebensprung-Schritte eins bis fünf in der Kleingruppe
- 8 Std.: Eigenstudium (einschließlich praktischer Übungen)
- 3–4 Std.: Schritt sieben in der Kleingruppe einschließlich Transferübungen

Um die Technik des Anreichens von Speisen und Getränken zu üben, finden *praktische Übungen* ergänzend zum Literaturstudium statt. Dieses verbindet den Aspekt der Selbsterfahrung mit dem Erlernen der Pflegehandlungen.

11 Postoperative Versorgung einer 75-jährigen Frau am Beispiel einer Hüftvollprothesen-Operation bei Koxarthrose

Durch die steigende Lebenserwartung der Menschen ist auch die Zahl der von degenerativen Gelenkerkrankungen betroffenen Menschen zunehmend. Laut Information des Statistischen Bundesamtes hat Deutschland die höchste Rate an Implantationen künstlicher Hüftgelenke weltweit. Der Durchschnitt aller OECD-Länder zeigte im Jahre 2017 182 Operationen auf 100.000 Einwohner, während in Deutschland im gleichen Zeitraum 309 solcher Eingriffe bezogen auf 100.000 Einwohner durchgeführt wurden (vgl. Statista 2017). Dieses Thema eignet sich also gut, um beispielhaft degenerative Gelenkerkrankungen sowie die postoperative Pflege bei orthopädischen Operationen erarbeiten zu lassen. Darüber hinaus sind orthopädische Eingriffe und damit einhergehende Pflegebedarfe für Menschen aller Altersgruppen relevant.

11.1 Fallbeispiel

Sie sind im ersten Ausbildungsjahr auf der orthopädischen Fachabteilung eingesetzt und lernen die 75-jährige Frau Morgenstern kennen, die gestern operiert wurde. Frau Morgenstern ist ehemalige Hauswirtschafterin und lebt mit ihrem kleinen Mischlingshund Jack in einer Einliegerwohnung mit Garten im Haus der Familie ihrer Tochter. Bereits seit einigen Jahren leidet sie aufgrund einer Koxarthrose unter einer schmerzenden und zunehmenden Bewegungseinschränkung im rechten Hüftgelenk. Anfangs klagte Frau Morgenstern lediglich unter einem Belastungsschmerz, seit ein paar Monaten bestehen jedoch auch Schmerzen in Ruhe. Daher hat sie nach der Konsultation verschiedener niedergelassener Orthopäden nun eine totale Endoprothese der rechten Hüfte (Hüft-TEP) erhalten.

Zu Beginn Ihres heutigen Spätdienstes am Freitag erfahren Sie von Ihrer Kollegin in der Übergabe: »Frau Morgenstern wurde gestern operiert und kam gegen Mittag wieder auf die Station. Ich habe eben nochmal auf den Verband geschaut, es sieht alles unauffällig aus. Die Patientin hat nur noch wenig Schmerzen, um den Periduralkatheter kümmern sich die Kollegen vom Schmerzdienst. Präoperativ hat Frau Morgenstern einen transurethralen Blasendauerkatheter erhalten, dieser wurde noch belassen. Frau Morgenstern darf nur teilbelasten (20–30 kg) und hat bereits Unterarmgehstützen im Zimmer«.

Während Ihres ersten nachmittäglichen Rundgangs betreten Sie das Zimmer von Frau Morgenstern. Die Patientin schaut Sie an und fängt in energischem Ton an zu sprechen: »Wie soll das denn jetzt hier alles werden mit mir? Ich habe doch daheim den Haushalt und meinen Hund. Heute Morgen habe ich mich noch im Bett gewaschen, aber das ist ja alles nur eine Katzenwäsche. Zuhause dusche ich täglich, aber nicht, dass da etwas passiert mit der neuen Hüfte...«. Sie erläutern Frau Morgenstern, dass diese zunächst lernen muss, mit den Unterarmgehstützen zu laufen und sich vorerst auch nicht selbstständig mobilisieren soll, da verschiedene Gefährdungen bestehen. Frau Morgenstern nickt und wirkt etwas ruhiger, hat aber weitere Fragen: »Aber der Physiotherapeut kommt doch sicher am Wochenende gar nicht? Und was ist mit diesem Katheter in meiner Blase? Und der Keil zwischen meinen Beinen und die Schiene, auf der mein Bein jetzt liegt, sind auch sehr unbequem. Damit konnte ich heute Nacht kaum schlafen. Überhaupt hat mir noch niemand so richtig erklärt, wie es mit mir jetzt weiter geht. Mein Schwiegersohn und meine Tochter sind ja auch berufstätig und niemand kann sich tagsüber um meinen kleinen Jack kümmern. Er ist den ganzen Tag alleine daheim, und das ist er ja nicht gewöhnt. Ich möchte möglichst schnell wieder nach Hause!«

11.2 Einordnung in das Curriculum und Pflegediagnosen

In Tabelle 8 wird dargestellt, wie die problemorientierte Lerneinheit innerhalb der Rahmenlehrpläne zu verorten ist, welche Lernvoraussetzungen erforderlich sind und wie auf die Lerninhalte aufgebaut werden kann.

Tab. 8: Einordnung in das Curriculum

POL Postoperative Versorgung einer 75-jährigen Frau am Beispiel einer Hüftvollprothesen-Operation bei Koxarthrose	
Ab Mitte des 1. Ausbildungsdrittels	CE 05: Menschen in kurativen Prozessen pflegerisch unterstützen und Patientensicherheit stärken CE 5B: Chirurgischer Arbeitsbereich

Grad der situativen Anforderungen (vgl. Rahmenlehrpläne 2019, S. 21)

- geringer Grad an Pflegebedürftigkeit, also max. erhebliche Beeinträchtigungen in der Selbstständigkeit
- gesundheitliche Problemlagen bei gesundheitlicher Stabilität
- die einzelnen zu pflegenden Menschen stehen im Mittelpunkt, ggf. auch einzelne Bezugspersonen
- hoher Grad an Ressourcen

Lernvoraussetzungen:

- CE 01–CE 04
- Anatomie und Physiologie des Bewegungsapparates
- Grundregeln der Infektionsprävention
- nosokomiale Infektionsrisiken
- rechtliche Bestimmungen im Rahmen der medizinischen Diagnostik und Therapie
- Grundlagen zur Wundversorgung

Tab. 8: Einordnung in das Curriculum – Fortsetzung	Möglichkeiten zum spiraligen Aufbau: CE 05: Menschen in kurativen Prozessen pflegerisch unterstützen und Patientensicherheit stärken (z. B. Entlassungsmanagement, institutionsübergreifende, integrierte Versorgung von Menschen nach orthopädischen Eingriffen) CE 07: Rehabilitatives Pflegehandeln im interprofessionellen Team (z. B. Anschlussheilbehandlung, stationäre und ambulante Rehabilitation, Reha-Sport)

 Pflegediagnosen, die im Zusammenhang mit diesem Fallbeispiel bearbeitet werden können, sind beispielsweise:

- Selbstversorgungsdefizit Körperpflege: Beeinträchtige Fähigkeit, Aktivitäten des Waschens/der Körperhygiene selbstständig auszuführen oder abzuschließen.
- Selbstversorgungsdefizit Sich-Kleiden: Beeinträchtigte Fähigkeiten, Aktivitäten des Kleidens selbstständig auszuführen oder abzuschließen.
- Beeinträchtigte körperliche Mobilität: Einschränkung der unabhängigen, zielgerichteten Bewegung des Körpers oder von einer oder mehreren Extremitäten.
- Infektionsgefahr: Risiko des Eindringens und die Vermehrung pathogener Organismen, welche die Gesundheit beeinträchtigen können (durch Blasendauerkatheter, Operationswunde, PD-Katheter-Eintrittsstelle, ggf. liegende Wunddrainagen).
- Gefahr einer peripheren [venösen] Durchblutungsstörung: Risiko einer verminderten peripheren Blutzirkulation, die die Gesundheit beeinträchtigen könnte.
- Akuter Schmerz: Unangenehme sensorische und emotionale Erfahrung, die von aktuellen oder potenziellen Gewebeschädigungen herrührt oder als solche Schädigungen beschrieben werden kann.
- Wahrnehmung eines Mangels an Kontrolle über eine Situation, einschließlich der bewussten Wahrnehmung, dass die eigenen Handlungen keine signifikante Wirkung auf das Ergebnis haben.
- Wissensdefizit: Fehlen oder Mangel an kognitiven Informationen bezogen auf ein bestimmtes Thema (hier: weiterer postoperativer Verlauf).
- Bereitschaft für vermehrtes Wissen: Ein Muster der kognitiven Informationen über ein spezielles Thema oder ihrer Aneignung, welches gestärkt werden kann.
- Schlafstörung: Unterbrechung der Dauer und Qualität des Schlafes, die zu einer Beeinträchtigung im Alltag führt.
- …

11.3 Lernergebnisse/Ressourcen

Wissen: Die Auszubildenden…

- erläutern das Krankheitsbild der Koxarthrose einschließlich der Pathogenese, typischen Symptomen, der Diagnostik sowie konservativer und operativer Therapieverfahren.
- beschreiben die Zusammenhänge zwischen der Erkrankung bzw. der durchgeführten Operation, der geschilderten Situation und den daraus resultierenden Pflegediagnosen der Patientin.
- erklären den postoperativen Verlauf nach dem Krankenhaus einschließlich der Möglichkeiten einer Anschlussheilbehandlung, ambulanter oder stationärer Rehabilitation und der Möglichkeiten zur Versorgung von Haustieren während einer Rehabilitationsmaßnahme.
- beschreiben die Lage und Funktion eines Periduralkatheters, die pflegerische Versorgung der Einstichstelle und die Bedeutung der Kommunikation mit der Schnittstelle »Schmerzdienst«.
- …

Können: Die Auszubildenden …

- erkennen Anzeichen für die typischerweise vorkommenden Pflegediagnosen, leiten entsprechende Pflegeinterventionen situationsgemäß davon ab und beschreiben Pflegeergebnisse.
- berücksichtigen in der Pflege insbesondere die Patientensicherheit im Hinblick auf z. B. die Luxations- und Sturzgefahr und leiten die Patientin zur Verwendung von Hilfsmitteln und zu geeigneten Verhaltensmaßnahmen im Alltag an.
- leiten die Patientin im Dreipunktgang mit Unterarmgehstützen an.
- …

Einstellungen/Werte/Haltungen: Die Auszubildenden …

- nehmen Ängste und Sorgen von Menschen ernst, die unzureichend vorbereitet im Krankenhaus liegen und zuhause zu versorgende Kinder/Eltern/Haustiere etc. haben.
- erkennen die Relevanz der interdisziplinären Zusammenarbeit am Bsp. der Physiotherapie und sind bereit, sich kooperativ zu verhalten.
- …

11.4 Zeitplanung und Zusatzelemente

Für die gesamte Unterrichtseinheit sind 26 Unterrichtsstunden vorgesehen:

- 4 Std.: Erarbeitung der Siebensprung-Schritte eins bis fünf in der Kleingruppe
- 18 Std.: Eigenstudium (einschließlich Videovorführung, praktischer Übungen und Expertenbefragungen)
- 4 Std.: Schritt sieben in der Kleingruppe einschließlich Transferübungen

Begleitend zum selbstständigen Literaturstudium können die Auszubildenden einen Lehrfilm über die Durchführung einer Hüftvollprothesen-Operation ansehen. Außerdem bieten sich zwei verschiedene Expertenbefragungen an: zum einen mit einer Pain-Nurse zum Thema Umgang mit dem Schmerzkatheter, und zum anderen mit einem Physiotherapeuten zum Thema Mobilisation und Patientensicherheit nach Hüftvollprothesen-Operation. Praktische Übungen zum Gehen mit Unterarmgehstützen bzw. zur Anleitung von Patienten zum Dreipunktgang vervollständigen diese POL-Einheit.

12 Pflegerische Versorgung eines 62-jährigen Mannes mit chronischer Herzinsuffizienz

Die chronische Herzinsuffizienz als verminderte körperliche Belastbarkeit aufgrund einer ventrikulären Funktionsstörung entsteht in Folge verschiedenster Herzerkrankungen. Die häufigsten sind die arterielle Hypertonie und die koronare Herzerkrankung. Gleichzeitig sind Erkrankungen des Kreislaufsystems die häufigsten Todesursachen in Deutschland. Laut Deutschem Herzbericht starben 2016 deutschlandweit 40.334 Menschen an einer Herzinsuffizienz (vgl. Deutsche Herzstiftung 2019).

Menschen mit chronischer Herzinsuffizienz finden sich – je nach Ursache – vom Säuglingsalter bis hin zum betagten Menschen in allen Altersgruppen und allen Pflegesettings und sie implizieren stets ähnliche pflegerische Interventionen. Diese POL-Lerneinheit kann sowohl Ende des ersten als auch zu Beginn des zweiten Ausbildungsjahren durchgeführt werden.

12.1 Fallbeispiel

Sie sind am Ende Ihres ersten Ausbildungsjahres auf der kardiologischen Station eingesetzt und haben heute Frühdienst. Vor zwei Tagen wurde der 62-jährige Herr Kremer über die Chest-Pain-Unit aufgenommen und liegt nun seit gestern Abend auf Ihrer Station.

Herr Kremer kam aufgrund einer akuten kardialen Dekompensation und ausgeprägter Ruhedyspnoe bei bekannter chronischer Herzinsuffizienz (bisher NYHA III). Die Vorerkrankungen entnehmen Sie dem ärztlichen Diagnoseblatt: Ihr Patient hat eine langjährig bestehende arterielle Hypertonie und eine koronare Zweigefäßerkrankung, die vor fünf Jahren mit zwei Stents versorgt worden war.

Herr Kremer ist alleinstehend und von Beruf Arbeiter bei der Straßenmeisterei. Aufgrund seiner gesundheitlichen Einschränkungen ist er jedoch seit geraumer Zeit krankgeschrieben. Ihre Praxisanleiterin erklärt Ihnen, dass Herr Kremer bei Bedarf 2 Liter/min. Sauerstoff über eine Nasenbrille erhalten kann und dass Sie ansonsten sehr vorsichtig mit seinen Belastungsgrenzen umgehen sollen.

Sie beschließen, sich zunächst bei Herrn Kremer vorzustellen und gehen in sein Zimmer. Herr Kremer sitzt schwer atmend an der Bettkante. Ihnen fallen seine geschwollenen Fußknöchel auf. Sie kontrollieren die Vitalzeichen und ermitteln einen Blutdruck von 160/90 mmHg und eine Pulsfrequenz von 100 BPM. Auf die Frage, wie es ihm geht, erzählt Herr Kremer Ihnen: »Es ist schon schlimm, wenn man sich selbst nicht mehr helfen kann. So alt bin ich ja noch gar nicht, ich hatte eigentlich gehofft, bald wieder arbeiten gehen zu können. Ich wollte doch bis mindestens 65 in die Rentenkasse einzahlen, damit hinterher noch etwas übrigbleibt. Ich will ja nicht dem Staat auf der Tasche liegen. Aber das sieht ja jetzt gar nicht gut aus, zum Teil ist meine Arbeit körperlich ja auch ganz schön anstrengend. Und ich bekomme ja schon keine Luft, wenn ich hier nur ruhig sitze. Das hat ja alles keinen Zweck mehr, wie soll das denn weiter gehen …« Sie reichen Herrn Kremer die Sauerstoffbrille. Als er sich etwas erholt hat, spricht Herr Kremer weiter: »Mir wäre ja schon geholfen, wenn ich wüsste, wie ich verhindern könnte, dass es immer mal wieder so schlimm wird. Aber jetzt wäre es schön, wenn ich mich ein bisschen frisch machen und die Zähne putzen könnte. Und dann einen Kaffee trinken.«

12.2 Einordnung in das Curriculum und Pflegediagnosen

In Tabelle 9 wird dargestellt, wie die problemorientierte Lerneinheit innerhalb der Rahmenlehrpläne zu verorten ist, welche Lernvoraussetzungen erforderlich sind und wie auf die Lerninhalte aufgebaut werden kann.

Tab. 9: Einordnung in das Curriculum

POL Pflegerische Versorgung eines 62-jährigen Mannes mit Chronischer Herzinsuffizienz		
Ende 1./Anfang 2. Ausbildungsdrittel	CE 05:	Menschen in kurativen Prozessen pflegerisch unterstützen und Patientensicherheit stärken.
	CE 05A:	Internistischer Arbeitsbereich

Grad der situativen Anforderungen (vgl. Rahmenlehrpläne 2019, S. 21)

- Mittelmäßiger Grad an Pflegebedürftigkeit
- Mittlere gesundheitliche Instabilität (mittlere Risikogeneigtheit)
- die einzelnen zu pflegenden Menschen stehen im Mittelpunkt, ggf. auch einzelne Bezugspersonen
- hoher Grad an Ressourcen

Lernvoraussetzungen:

- CE 01–CE 04
- Informieren, Schulen, Anleiten und Beraten
- Anatomie und Physiologie des Herz-Kreislauf-Systems

Tab. 9: Einordnung in das Curriculum – Fortsetzung	Möglichkeiten zum spiraligen Aufbau: CE 06: In Akutsituationen sicher handeln (z. B. akutes Koronarsyndrom, Herz-Kreislauf-Versagen). CE 08: Menschen in kritischen Lebenssituationen und in der letzten Lebensphase begleiten (z. B. Pflege von Menschen mit chronischen Erkrankungen)

 Pflegediagnosen, die im Zusammenhang mit diesem Fallbeispiel bearbeitet werden können, sind beispielsweise:

- Selbstversorgungsdefizit Körperpflege: Beeinträchtige Fähigkeit, Aktivitäten des Waschens/der Körperhygiene selbstständig auszuführen oder abzuschließen.
- Beeinträchtigte körperliche Mobilität: Einschränkung der unabhängigen, zielgerichteten Bewegung des Körpers oder von einer oder mehreren Extremität(en).
- Gefahr einer peripheren [venösen] Durchblutungsstörung: Risiko einer verminderten peripheren Blutzirkulation, die die Gesundheit beeinträchtigen könnte.
- Wissensdefizit: Fehlen oder Mangel an kognitiven Informationen bezogen auf ein bestimmtes Thema (hier: Selbstmanagement der Erkrankung)
- Verminderte Herzleistung: Das vom Herzen ausgeworfene Blut genügt den metabolischen Anforderungen des Körpers nicht.
- Flüssigkeitsüberschuss: Erhöhte isotonische Flüssigkeitsretention.
- beeinträchtigter Gasaustausch: Überschüssige oder zu geringe Sauerstoffanreicherung und/oder Kohlendioxidausscheidung an der alveolokapillären Membran.
- Aktivitätsintoleranz: ungenügende physiologische oder psychische Energie, um erforderliche oder erwünschte alltägliche Aktivitäten durchzuhalten oder abzuschließen.
- Hoffnungslosigkeit: Ein subjektiver Zustand, in dem ein Individuum begrenzte oder keine Alternativen oder persönliche Wahlmöglichkeiten sieht und unfähig ist, Energie für sich selbst zu mobilisieren.
- Wissensdefizit: Fehlen oder Mangel an kognitiven Informationen bezogen auf ein bestimmtes Thema (hier: Prävention einer kardialen Dekompensation).
- Bereitschaft für ein verbessertes Gesundheitsmanagement: Verhaltensmuster zur Steuerung und Integration eines Therapieregimes zur Behandlung einer Krankheit und deren Folgen in das tägliche Leben, welches gestärkt werden kann.
- Bereitschaft für vermehrtes Wissen: Ein Muster der kognitiven Informationen über ein spezielles Thema oder ihrer Aneignung, welches gestärkt werden kann.
- …

12.3 Lernergebnisse/Ressourcen

Wissen: Die Auszubildenden ...

- erläutern das Krankheitsbild der Chronischen Herzinsuffizienz einschließlich der NYHA-Stadieneinteilung, Ursachen, typischen Symptomen, der Diagnostik sowie möglicher Therapieverfahren.
- beschreiben die Zusammenhänge zwischen der Erkrankung, der geschilderten Situation und den daraus resultierenden Pflegediagnosen des Patienten.
- erklären, durch welche Pathomechanismen es zur Dekompensation einer Chronischen Herzinsuffizienz kommen kann und wie die Gefahr dafür zu reduzieren ist.
- ...

Können: Die Auszubildenden ...

- erkennen Anzeichen für die typischerweise vorkommenden Pflegediagnosen, leiten entsprechende Pflegeinterventionen situationsgemäß davon ab und beschreiben Pflegeergebnisse.
- informieren den Patienten über Maßnahmen zum Selbstmanagement der Chronischen Herzinsuffizienz sowie geeignete Verhaltensweisen im Alltag.
- ...

Einstellungen/Werte/Haltungen: Die Auszubildenden ...

- sind aufmerksam für Ängste und Sorgen von Menschen, die aufgrund ihrer Erkrankung nicht mehr in der Lage sind, für ihren Lebensunterhalt zu sorgen bzw. große finanzielle Einschränkungen in Kauf nehmen müssen.
- bemühen sich, den Patienten zu ermutigen und Hoffnung auszudrücken, dass seine Situation mit entsprechenden Maßnahmen wieder verbessert werden kann.
- ...

12.4 Zeitplanung und Zusatzelemente

Für die gesamte Unterrichtseinheit sind 16 Unterrichtsstunden vorgesehen:

- 4 Std.: Erarbeitung der Siebensprung-Schritte eins bis fünf in der Kleingruppe
- 8 Std.: Eigenstudium (einschließlich Expertenbefragung)
- 4 Std.: Schritt sieben in der Kleingruppe einschließlich Transferübungen

Es bietet sich an, das Eigenstudium durch eine Expertenbefragung zum Krankheitsbild der Chronischen Herzinsuffizienz zu ergänzen, vorzugsweise durch eine Ärztin bzw. einen Arzt. An unserer Schule begleitet eine Internistin zusätzlich die Auswertung in Schritt sieben und steht so für spezielle Fragen, die nach der Selbsterarbeitungsphase noch anstehen, zur Verfügung.

13 Pflegerische Versorgung eines 3-jährigen Mädchens mit obstruktiver Bronchitis

Erkrankungen der Atemwege sind Grund für eine große Anzahl stationärer Aufnahmen in die Kinderklinik. Bei Kleinkindern in den ersten drei Lebensjahren sind akute Bronchitiden aufgrund des noch schwächeren Immunsystems ein häufiges Krankheitsbild. Durch die noch filigranen und noch nicht völlig ausgereiften Atemorgane kommt es häufig zur Obstruktion. Die häufigste Ursache sind Viren wie RS-Viren, Parainfluenzaviren, Rhinoviren und Adenoviren. Möglich sind jedoch auch bakterielle Erreger wie Chlamydia pneumoniae, Streptococcus pneumoniae und Haemophilus influenzae (vgl. Deutsche Lungenstiftung e. V. 2020).

13.1 Fallbeispiel

Sie sind im zweiten Ausbildungsjahr auf der Kinderstation eingesetzt. Im Laufe des Sonntagvormittages wird die 3-jährige Matilda aufgenommen. Sie begleiten Ihre Praxisanleiterin Sabine zum Aufnahmegespräch der kleinen Patientin. Matilda sitzt auf dem Schoß ihrer Mutter, hat einen Stoffhasen im Arm und weint leise vor sich hin. Frau Lenhard, Matildas Mutter, erzählt beim Aufnahmegespräch, dass Matilda seit ein paar Tagen erkältet sei und in der letzten Stunde zunehmend Luftnot entwickelt hatte. Besonders beunruhigt habe sie das pfeifende Atemgeräusch ihrer Tochter. Matilda habe irgendwann gegen Morgen angefangen zu weinen und sei überhaupt nicht mehr zu beruhigen gewesen. »Matilda hat wirklich sehr oft diese Erkältungen, das ist schon auffällig. Sie geht seit einem halben Jahr in den Kindergarten, seitdem ist es besonders häufig. Aber so schlimm wie diesmal war es noch nie.«

Weiter berichtet Frau Lenhard, dass Matilda vor sieben Wochen erst einen kleinen Bruder bekommen hat. Ihr Mann sei derzeit auf Geschäftsreise und könne auch erst übermorgen zurückkommen. »Er ist für seine Firma in London auf einer Messe. Da kann er nicht weg. Deshalb habe ich den kleinen Max eben schnell zu meiner Schwester gebracht und bin mit Matilda dann direkt hierher in die Ambulanz gefahren. Der Arzt hat gesagt, Matilda habe eine obstruktive Bronchitis und müsse zwei bis drei Tage stationär bleiben. Er hat ihr direkt auch einen Venenzugang gelegt, schauen Sie, hier an der Hand, und etwas gespritzt.« Sabine nickt. »Ja, da müssen wir gut drauf aufpassen. Das braucht sie auch, damit wir ihr ggf. Flüssigkeit zuführen können.«

»Werden Sie mit Matilda denn hierbleiben können?« erkundigt Sabine sich bei der Mutter. Frau Lenhard schüttelt den Kopf und zuckt mit den Schultern. »Ich würde ja so gerne, bitten glauben Sie mir das. Aber das geht leider nicht. Ich muss Max um 12:00 Uhr wieder abholen, weil meine Schwester nachmittags arbeitet. Bis dahin bleibe ich natürlich da. Ob ich für die Nacht wiederkommen kann, hängt von verschiedenen Dingen ab, das muss ich noch klären. Ich werde alles daransetzen, eine Lösung zu finden, aber versprechen kann ich nichts …«. Ihre Praxisanleiterin schaut erst Sie an, dann Frau Lenhard und nickt. »Machen Sie sich keine Sorgen Frau Lenhard, wir beide werden uns um Matilda kümmern. Oft bessert sich das recht schnell, vielleicht können Sie Matilda ja morgen schon wieder mit nach Hause nehmen.«

Matilda weint immer noch und klammert sich an ihrer Mutter fest.

13.2 Einordnung in das Curriculum und Pflegediagnosen

In Tabelle 10 wird dargestellt, wie die problemorientierte Lerneinheit innerhalb der Rahmenlehrpläne zu verorten ist, welche Lernvoraussetzungen erforderlich sind und wie auf die Lerninhalte aufgebaut werden kann.

Tab. 10: Einordnung in das Curriculum

POL Pflegerische Versorgung eines dreijährigen Mädchens mit akuter obstruktiver Bronchitis
2. Ausbildungsdrittel   CE 10: Entwicklung und Gesundheit in Kindheit und Jugend in pflegerischen Situationen fördern
Grad der situativen Anforderungen (vgl. Rahmenlehrpläne 2019, S. 21): Mittelmäßiger Grad an Pflegebedürftigkeit Mittlere gesundheitliche Instabilität (mittlere Risikogeneigtheit) Zu pflegende Menschen im Kontext von Gruppen, z. B. Familien, Perspektiven aber weitgehend konvergent
Lernvoraussetzungen: CE 01–CE 04 Anatomie und Physiologie der Atemwege, Besonderheiten im Säuglings- und Kleinkindalter Überblick über die Psychologie und Soziologie des Kindes und Jugendlichen
Möglichkeiten zum spiraligen Aufbau: CE 06: In Akutsituationen sicher handeln (z. B. Akute Atemnot) CE 08: Menschen in kritischen Lebenssituationen und in der letzten Lebensphase begleiten (z. B. Betreuung chronisch kranker Kinder mit Mukoviszidose)

Pflegediagnosen, die im Zusammenhang mit diesem Fallbeispiel bearbeitet werden können, sind beispielsweise:

- Unwirksame Atemwegsclearence: Ist nicht in der Lage, Sekrete oder Verlegungen/Obstruktionen der Atemwege zu beseitigen, um die Atemwege freizuhalten.
- Beeinträchtigter Gasaustausch: Überschüssige oder zu geringe Sauerstoffanreicherung und/oder Kohlendioxidausscheidung an der alveolokapillären Membran
- Infektionsgefahr: Risiko des Eindringens und die Vermehrung pathogener Organismen, welche die Gesundheit beeinträchtigen können (hier: durch die unwirksame Atemwegsclearence).
- Aktivitätsintoleranz: ungenügende physiologische oder psychische Energie, um erforderliche oder erwünschte alltägliche Aktivitäten durchzuhalten oder abzuschließen.
- Gefahr einer unausgeglichenen Körpertemperatur: Risiko, dass die Körpertemperatur nicht im Normbereich aufrechterhalten werden kann (hier: Fieber durch Virusinfekt)
- Beschäftigungsdefizit: Verminderte Anregung durch (oder Interesse oder Beteiligung an) Erholungs- oder Freizeitaktivitäten
- Beeinträchtigte verbale Kommunikation: Verminderte, verzögerte oder fehlende Fähigkeit, ein System von Zeichen zu empfangen, zu verarbeiten, weiterzugeben und/oder zu nutzen
- Angst: Unbestimmtes Gefühl des Unbehagens oder der Bedrohung, das von einer autonomen Reaktion begleitet wird (hier: vor dem Alleinsein ohne Eltern im Krankenhaus)

Als Wiederholung und Vertiefung von Inhalten aus CE 02:

- Selbstversorgungsdefizit Körperpflege: Beeinträchtige Fähigkeit, Aktivitäten der Körperhygiene selbstständig auszuführen oder abzuschließen.
- Selbstversorgungsdefizit Toilettenbenutzung: Beeinträchtige Fähigkeit, Aktivitäten im Zusammenhang mit dem Toilettengang selbstständig auszuführen oder abzuschließen.
- Selbstversorgungsdefizit Essen und Trinken: Beeinträchtige Fähigkeit, Aktivitäten der Nahrungsaufnahme selbstständig auszuführen oder abzuschließen.
- ...

13.3 Lernergebnisse/Ressourcen

Wissen: Die Auszubildenden ...

- beschreiben das Krankheitsbild Akute obstruktive Bronchitis beim Kleinkind und erläutern Risikofaktoren, Symptome, Diagnostik, therapeutische Verfahren sowie mögliche Komplikationen.
- beschreiben die Entwicklungsaufgaben des Kleinkindes.
- erklären die Zusammenhänge zwischen der Erkrankung, der geschilderten Situation und den daraus abgeleiteten Pflegediagnosen des Kindes.

Können: Die Auszubildenden …

- erkennen Anzeichen für die typischerweise vorkommenden Pflegediagnosen, leiten entsprechende Pflegeinterventionen situationsgemäß davon ab und beschreiben Pflegeergebnisse.
- führen die pflegerische Versorgung eines Kleinkindes einschließlich der intravenösen Gabe von Flüssigkeit, der Applikation von Sauerstoff und Dosier-Aerosolen sowie einer Inhalationstherapie durch.
- leiten Unterstützungsmaßnahmen von der Entwicklungsphase des Kindes ab.
- unterbreiten Vorschläge zur Beschäftigung und Ablenkung von Kleinkindern, die ohne Begleitpersonen stationär behandelt werden.

Einstellungen/Werte/Haltungen: Die Auszubildenden …

- reflektieren das Erleben kranker Kleinkinder im Krankenhaus, erkennen kindliche Bedürfnisse und geben dem Kind Orientierung.
- erkennen die Konflikte von Eltern, die ihr Kind alleine im Krankenhaus zurücklassen müssen und vermitteln Sicherheit.
- …

13.4 Zeitplanung und Zusatzelemente

Für die gesamte Unterrichtseinheit sind 16 Unterrichtsstunden vorgesehen:

- 2–3 Std.: Erarbeitung der Siebensprung-Schritte eins bis fünf in der Kleingruppe
- 9–10 Std.: Eigenstudium einschließlich Expertenbefragung
- 4 Std.: Schritt sieben in der Kleingruppe einschließlich Transferübungen

Als Zusatzelement bietet sich in dieser POL-Lerneinheit eine Expertenbefragung, z. B. mit einer Erzieherin an, die Auskünfte zur sinnvollen und entwicklungsfördernden Beschäftigung mit Kleinkindern im Krankenhaus geben kann.

14 Beratung einer 76-jährigen Frau mit chronischen Obstipationsbeschwerden in der häuslichen Pflege

Chronische Obstipationsbeschwerden sind Gesundheitsstörungen, die in der gesamten Lebensspanne – vom (meinst nicht gestillten) Säugling bis hin zum hochaltrigen Menschen vorkommen. Die Prävalenz nimmt im

Alter jedoch zu und Frauen sind häufiger als Männer betroffen. Wie in der S2k-Leitlinie Chronische Obstipation (DGNM u. DGVS 2013, S. 3) einleitend beschrieben ist, hat »die verfügbare Evidenz aber die traditionelle Auffassung widerlegt, dass es sich lediglich um banale Befindlichkeitsstörungen ohne Krankheitswert handele, welche überdies durch falsche Lebensgewohnheiten selbst verschuldet und daher auch leicht zu korrigieren sei«. Die chronische Obstipation ist in der Mehrzahl der Fälle eine persistierende und mit hohem Leidensdruck einhergehende Erkrankung (vgl. ebd., S. 3).

14.1   Fallbeispiel

Sie sind zu Beginn des zweiten Ausbildungsjahres zur Pflegefachfrau im ambulanten Pflegedienst eingesetzt. Heute fahren Sie zu Frau Sauer. Frau Sauer ist 76 Jahre alt und alleinstehend. Sie lebt in einer kleinen Zwei-Zimmer-Wohnung und leidet seit vielen Jahren unter Morbus Parkinson. Der ambulante Pflegedienst fährt seit einiger Zeit schon dreimal wöchentlich zu Frau Sauer, um sie beim Duschbad zu unterstützen und ihre Medikamente zu richten.

Aktuell war Frau Sauer gerade für zehn Tage im Krankenhaus gewesen. Eine Spinalkanalstenose hatte ihr große Schmerzen bereitet, sodass man sich zu einer mikrochirurgischen Dekompressions-Operation entschieden hatte. Seit gestern ist sie nun wieder daheim.

Nachdem Sie die Patientin begrüßt haben, kommen sie mit ihr ins Gespräch: »Sie scheinen den Eingriff ja gut überstanden zu haben. Was machen die Schmerzen? Ist es besser geworden?« Frau Sauer nickt. »Die Wunde zwickt zwar noch ein wenig, wenn ich mich bewege, aber im Großen und Ganzen kann ich mich nicht beklagen. Der Arzt hat gesagt, für mein Alter hätte ich das ganz gut weggesteckt. Ein Problem war aber meine Verdauung… Ich habe ja mein ganzes Leben schon damit zu kämpfen, und hier daheim nehme ich bestimmt seit 35 Jahren schon regelmäßig Abführtropfen und dann klappt das. Nach der Operation war es dann ganz schlimm. Ich konnte vier Tage nicht zur Toilette, und weder meine üblichen Abführtropfen noch ein Zäpfchen haben geholfen. Mir ging es überhaupt nicht gut. Am Ende hat das Pflegepersonal mir dann einen Darmeinlauf gemacht. Ich kam nicht rechtzeitig aus dem Bett zur Toilette … das war ganz schrecklich, so etwas möchte ich nie wieder erleben. Frau Sauer schüttelt den Kopf. »Dabei trinke ich schon ziemlich viel und esse immer Vollkornbrot, obwohl mir eigentlich die hellen Brötchen viel besser schmecken. Ich verstehe das nicht und habe jetzt ziemlich Angst, dass mir so etwas hier daheim noch einmal passiert.«

14.2 Einordnung in das Curriculum und Pflegediagnosen

In Tabelle 11 wird dargestellt, wie die problemorientierte Lerneinheit innerhalb der Rahmenlehrpläne zu verorten ist, welche Lernvoraussetzungen erforderlich sind und wie auf die Lerninhalte aufgebaut werden kann.

Tab. 11: Einordnung in das Curriculum

POL Beratung einer 76-jährigen Frau mit chronischen Obstipationsbeschwerden in der häuslichen Pflege

2. Ausbildungsdrittel   CE 05: Menschen in kurativen Prozessen pflegerisch unterstützen und Patientensicherheit stärken.
CE 05B: Chirurgischer Arbeitsbereich

Grad der situativen Anforderungen (vgl. Rahmenlehrpläne 2019, S. 21)

- mittelmäßiger Grad an Pflegebedürftigkeit, also max. schwere Beeinträchtigungen der Selbstständigkeit
- mittlere gesundheitliche Instabilität (mittlere Risikogeneigtheit)
- zu pflegende Menschen im Kontext von Gruppen, Perspektiven aber weitgehend konvergent

Lernvoraussetzungen:

- CE 01 – CE 04
- Anatomie und Physiologie des Verdauungstraktes
- Grundlagen einer gesunden Ernährung
- Pflegerische Versorgung von Menschen mit M. Parkinson einschl. der medikamentösen Therapie
- Informieren, Schulen, Anleiten und Beraten

Möglichkeiten zum spiraligen Aufbau:
CE 08: Menschen in kritischen Lebenssituationen und in der letzten Lebensphase begleiten (z. B. Nebenwirkungen von Opiaten)

Pflegediagnosen, die im Zusammenhang mit diesem Fallbeispiel bearbeitet werden können, sind beispielsweise:

- Obstipation: Verringerung der normalen Ausscheidungsfrequenz begleitet von erschwerter oder unvollständiger Stuhlpassage bzw. Passage von sehr hartem, trockenem Stuhl.
- Chronische funktionelle Obstipation: Seltene oder schwierige Entleerung von Stuhl, die mindestens drei der letzten zwölf Monate vorliegt
- Subjektiv empfundene Obstipation: Selbst-diagnostizierte Obstipation in Verbindung mit dem Missbrauch von Laxanzien, Einläufen und/oder Suppositorien, um eine tägliche Darmentleerung zu gewährleisten.
- Beeinträchtigter Comfort: Wahrgenommener Mangel an Ruhe, Erleichterung und Transzendenz in physischen, psychospirituellen, umgebungsbezogenen, kulturellen und sozialen Dimensionen.

- Wissensdefizit: Fehlen oder Mangel an kognitiven Informationen bezogen auf ein bestimmtes Thema (hier: Prävention einer akuten Obstipation).
- Bereitschaft für vermehrtes Wissen: Ein Muster der kognitiven Informationen über ein spezielles Thema oder ihrer Aneignung, welches gestärkt werden kann.
- Bereitschaft für ein verbessertes Gesundheitsmanagement: Verhaltensmuster zur Steuerung und Integration eines Therapieregimes zur Behandlung einer Krankheit und deren Folgen in das tägliche Leben, welches gestärkt werden kann.
- ...

14.3 Lernergebnisse/Ressourcen

 Wissen: Die Auszubildenden ...

- beschreiben Ursachen für eine Obstipation und grenzen hierbei »tradierte Ursachen einer Obstipation« (vgl. DGNM u. DGVS 2013, S. 12) gegenüber wissenschaftlich belegten Ursachen ab.
- erklären die Zusammenhänge zwischen der geschilderten Situation einschließlich der genannten Erkrankungen und den daraus resultierenden Pflegediagnosen.
- erläutern das Stufenschema zur Therapie der chronischen Obstipation.
- erklären die Wirkung und Nebenwirkungen der verschiedenen Laxanziengruppen.
- ...

Können: Die Auszubildenden ...

- erkennen Anzeichen für die typischerweise vorkommenden Pflegediagnosen, leiten entsprechende Pflegeinterventionen situationsgemäß davon ab und beschreiben Pflegeergebnisse.
- führen eine beschwerdelindernde Abdominalmassage durch.
- leiten zur Selbstdurchführung einer beschwerdelindernden Abdominalmassage an.
- applizieren ein Klysma bzw. einen Darmreinigungseinlauf.
- ...

Einstellungen/Werte/Haltungen: Die Auszubildenden ...

- werden darauf aufmerksam, dass eine chronische Obstipation eine Erkrankung ist, die weder selbst verschuldet noch leicht zu korrigieren ist und integrieren dieses Wissen in ihr Beratungsgespräch.
- ...

14.4 Zeitplanung und Zusatzelemente

Für die gesamte Unterrichtseinheit sind 24 Unterrichtsstunden vorgesehen:

- 2–4 Std.: Erarbeitung der Siebensprung-Schritte eins bis fünf in der Kleingruppe
- 16–18 Std.: Eigenstudium (einschließlich praktischer Übungen)
- 4 Std.: Schritt sieben in der Kleingruppe einschließlich Transferübungen

Um die Aufmerksamkeit der Auszubildenden zu erhöhen und einen »niedrigschwelligen«, und trotzdem fachlich gelungenen Zugang zu dem oft schambehafteten Thema »Verdauungsstörungen und Ausscheidung« zu finden, bietet sich an, das Video über den Science Slam mit Guilia Enders »Darm mit Charme« (erhältlich auf YouTube) vorab oder innerhalb der Eigenstudienzeit anschauen zu lassen.

Als zusätzliches Element finden praktische Übungen zur Durchführung einer Abdominalmassage statt.

15 MRSA-Sanierung am Beispiel einer 90-jährigen Bewohnerin mit demenzieller Erkrankung in der stationären Langzeitpflege

Die Pflege von mit Methicillin-resistenten Staphylococcus aureus (MRSA) - kolonisierten Menschen stellt sowohl das Personal in Krankenhäusern als auch in Pflegeheimen und im ambulanten Bereich vor besondere Herausforderungen und ist mit großen Unsicherheiten für betroffenen Personen selbst, die Angehörigen und oft auch für Ärzte und Pflegepersonal behaftet. Das Robert Koch-Institut (vgl. 2014 u. 2020) gibt eine Übersicht über Maßnahmen beim Umgang mit MRSA-positiven Bewohnern in Abhängigkeit von der Art und Intensität der Betreuung. Hieraus geht hervor, dass eine Sanierungsbehandlung nicht bei allen MRSA-positiven Bewohnern notwendig ist, sondern von der epidemiologischen Situation und dem individuellen Risiko abhängt. Diese Lerneinheit ermöglicht die Erarbeitung der Sanierungsbehandlung sowohl für den Akut- als auch Langzeitpflegebereich.

15.1 Fallbeispiel

Sie sind Auszubildende/r im zweiten Ausbildungsjahr und im stationären Langzeitpflegebereich eingesetzt. Die Arbeit im Altenheim gefällt Ihnen sehr gut, und Sie konnten bereits ein gutes Verhältnis zu vielen Bewohnern aufbauen.

In Ihrem Wohnbereich lebt bereits seit mehreren Jahren die 90-jährige Frau Zeiler. Frau Zeiler ist seit acht Jahren verwitwet und hat eine Tochter, die selbst seit 30 Jahren in der Pflege tätig ist, sich sehr um ihre Mutter kümmert und durch eine Vorsorgevollmacht ermächtigt ist, diese in allen Angelegenheiten zu vertreten.

Als bei Frau Zeiler erste Symptome einer Demenz auftraten, wurde sie zunächst noch zwei Jahre durch ihre Tochter mit Unterstützung eines ambulanten Pflegedienstes versorgt. Erst als dies aufgrund der fortschreitenden Demenz nicht mehr möglich war, zog Frau Zeiler ins Altenheim. Frau Zeiler lebte sich rasch und gut in Ihrer Einrichtung ein und gilt beim Personal trotz ihrer Demenz als unkomplizierte und stets freundliche Bewohnerin. Sie nimmt an allen Aktivitäten teil, auch wenn sie häufig örtlich und zeitlich völlig desorientiert ist, und zieht sich ausschließlich zur Nachtruhe in ihr Zimmer zurück. Probleme gibt es allerdings häufiger mit Mitbewohnern. Da Frau Zeiler nicht alleine sein möchte, sucht sie – oft, wenn der Aufenthaltsraum nach dem Mittagessen leer ist und sich alle zur Mittagsruhe zurück ziehen - Mitbewohner in ihren Zimmern auf. Diese fühlen sich dadurch gestört, und oft ist viel gutes Zureden von Seiten des Pflegepersonals notwendig, um Frau Zeiler zum Verlassen des Zimmers zu bewegen.

Als Sie heute nach Ihrem freien Wochenende zum Spätdienst kommen, berichtet die Wohnbereichsleiterin Ihnen, was inzwischen geschehen ist: »Frau Zeiler hat in der Nacht von Freitag auf Samstag morgens um drei Uhr heftiges Nasenbluten bekommen. Die Kollegin im Nachtdienst hat schließlich den Krankenwagen gerufen und sie ins Krankenhaus bringen lassen. In der HNO-Ambulanz hat man die Blutung schnell gestillt, und Frau Zeiler wurde stationär aufgenommen. Wir haben dann morgens ihre Tochter angerufen und darüber informiert. Diese hat ihre Mutter postwendend aus dem Krankenhaus wieder abgeholt und zurück zu uns in die Einrichtung gebracht. Die Nasentamponade hat Frau Zeiler sich inzwischen selbst gezogen, es hat aber nicht mehr geblutet. Soweit ist also alles gut, aber vor fünf Minuten hat eine Pflegefachfrau der Station, auf der Frau Zeiler lag, noch mal angerufen. Als Risikopatientin für MRSA wurden routinemäßig MRSA-Abstriche durchgeführt, und siehe da: Sie ist MRSA-positiv in der Nase, im Rachen und in den Leisten. Ich bin in also gerade in Schutzkleidung zu Frau Zeiler ins Zimmer gegangen und habe einen Zettel an die Tür gehängt; Du kannst es Dir vorstellen, alle Bewohner und Besucher fragen jetzt, was da los ist. Frau Zeiler ist ja bekannt hier... «.

15.2 Einordnung in das Curriculum und Pflegediagnosen

In Tabelle 13 wird dargestellt, wie die problemorientierte Lerneinheit innerhalb der Rahmenlehrpläne zu verorten ist, welche Lernvoraussetzungen erforderlich sind und wie auf die Lerninhalte aufgebaut werden kann.

Tab. 12: Einordnung in das Curriculum

POL MRSA-Sanierung am Beispiel einer 90-jährigen Bewohnerin mit demenzieller Erkrankung in der stationären Langzeitpflege

2. Ausbildungsdrittel   CE 05: Menschen in kurativen Prozessen pflegerisch unterstützen und Patientensicherheit stärken.

Grad der situativen Anforderungen (vgl. Rahmenlehrpläne 2019, S. 21)

- mittelmäßiger Grad an Pflegebedürftigkeit, also max. schwere Beeinträchtigungen der Selbstständigkeit
- max. häufiges Auftreten von Verhaltensweisen und psychischen Problemen, die eine personelle Unterstützung erforderlich machen
- mittlere gesundheitliche Instabilität (mittlere Risikogeneigtheit)
- zu pflegende Menschen im Kontext von Gruppen, aber weitgehend konvergent

Lernvoraussetzungen:

- CE 01–CE 04
- Grundlagen der Mikrobiologie, Infektionsübertragung und Resistenzproblematik
- Pflegen und Begleiten von Menschen mit Demenz
- Informieren, Schulen, Anleiten und Beraten

Möglichkeiten zum spiraligen Aufbau:
CE 06: In Akutsituationen sicher handeln (z. B. Pandemien mit Influenza oder Noroviren).
CE 11: Menschen mit psychischen Gesundheitsproblemen und kognitiven Beeinträchtigungen personenzentriert und lebensweltbezogen unterstützen (z. B. Begleitung von Menschen mit schwerer, fortgeschrittener Demenz und ihren Angehörigen).

Pflegediagnosen, die im Zusammenhang mit diesem Fallbeispiel bearbeitet werden können, sind beispielsweise:

- Infektionsgefahr: Risiko des Eindringens und die Vermehrung pathogener Organismen, welche die Gesundheit beeinträchtigen können (hier: das Übertragungsrisiko auf andere Personen und die Gefahr einer endogenen Infektion).
- Selbstversorgungsdefizit Körperpflege: Beeinträchtigte Fähigkeit, Aktivitäten des Waschens/der Körperhygiene (hier: die Sanierungsbehandlung bei MRSA-Kolonisation) selbstständig auszuführen oder abzuschließen.
- Aktivitätsintoleranz: ungenügende physiologische oder psychische Energie, um erforderliche oder erwünschte alltägliche Aktivitäten durchzuhalten oder abzuschließen.
- Gestörte Denkprozesse: Störung der kognitiven Vorgänge und Aktivitäten.
- Beeinträchtigte Gedächtnisleistung: Ist nicht in der Lage, sich an Teile von Informationen oder Verhaltensweisen zu erinnern oder diese abzurufen.
- Soziale Isolation: Von einem Individuum erlebtes Gefühl des Alleinseins, das als von anderen auferlegt und als negativer oder bedrohlicher Zustand empfunden wird.
- …

15.3 Lernergebnisse/Ressourcen

Wissen: Die Auszubildenden ...

- erläutern die Zusammenhänge zwischen der MRSA-Kolonisation der demenziell erkrankten Bewohnerin und den daraus resultierenden Pflegediagnosen.
- beschreiben Risikofaktoren für die Besiedlung bzw. die Infektion mit multiresistenten Erregern sowie das Gefährdungspotenzial durch multiresistente Erreger für in ihrer Immunkompetenz eingeschränkte (alte, kranke) und für gesunde Menschen.
- erläutern Maßnahmen zur Verhinderung der Weiterverbreitung von multiresistenten Erregern im stationären Langzeitpflegebereich sowie zu ergreifende Maßnahmen bei Verlegung und Transport betroffener Bewohner.
- beschreiben die Durchführung einer MRSA-Sanierung unter Berücksichtigung verschiedener situativer Erfordernisse beim Bewohner und erklären, wie mit Abfall, Wäsche, Essenstabletts etc. verfahren wird.
- ...

Können: Die Auszubildenden ...

- erkennen Anzeichen für die typischerweise vorkommenden Pflegediagnosen, leiten entsprechende Pflegeinterventionen situationsgemäß davon ab und beschreiben Pflegeergebnisse.
- führen eine sanierende Ganzkörperpflege bei in der Selbstversorgung eingeschränkten Menschen unter verschiedenen Gegebenheiten (z. B. Duschbad und Körperpflege im Bett) durch.
- führen ein Informationsgespräch mit Angehörigen zum Thema »MRSA, Gefährdung, Sanierungsbehandlung, Konsequenzen«.
- ...

Einstellungen/Werte/Haltungen: Die Auszubildenden ...

- erkennen, dass das Thema MRSA, einhergehend mit dem Tragen von Schutzkleidung, zu Ängsten und Verunsicherungen bei Bewohnern, Mitbewohnern und Angehörigen führt und verhalten sich geduldig und einfühlsam.
- ...

15.4 Zeitplanung und Zusatzelemente

Für die gesamte Unterrichtseinheit sind 16 Unterrichtsstunden vorgesehen:

- 2 Std.: Erarbeitung der Siebensprung-Schritte eins bis fünf in der Kleingruppe

- 10 Std.: Eigenstudium (einschließlich praktischer Übungen)
- 4 Std.: Schritt sieben in der Kleingruppe einschließlich Transferübungen

Das Eigenstudium sollte durch praktische Übungen zur Sanierungsbehandlung einschließlich der Ganzkörperpflege bei immobilen und teilmobilen Menschen ergänzt werden. Die praktischen Übungen schließen auch das korrekte Anlegen von Schutzkleidung mit ein. Als besonders effektiv hat sich herauskristallisiert, wenn die Auszubildenden sich gegenseitig dabei filmen. Anhand der Videos können anschließend – viel besser als in der Situation selbst – Hygienefehler identifiziert und bearbeitet werden. Die praktischen Übungen sind zu diesem Thema unverzichtbar, weil sich die ganz praktischen Probleme der Sanierungsbehandlung (z. B. »Wie schaffe ich es, beim Positionswechsel des Pflegebedürftigen das frische Bettlaken nicht wieder zu kontaminieren?«) sich nicht beim Literaturstudium erschließen, sondern erst im eigenen Tun.

16 Regionale Unterstützungsangebote für ältere Menschen

Wenn Angehörige plötzlich Pflege benötigen und nicht mehr selbstständig leben können, entsteht für die Familie häufig ein schwieriger Balanceakt zwischen dem Wunsch, es dem Familienmitglied in allen Belangen recht zu machen und den eigenen Ressourcen. Um die Versorgung von zu pflegenden Angehörigen zu gewährleisten, existieren eine Reihe von Möglichkeiten.

Die problemorientierte Lerneinheit zu regionalen Unterstützungsangeboten ermöglicht es Auszubildenden, in ihrer beruflichen Praxis vor Ort betroffenen Personen diesbezüglich verbindliche Auskünfte zu geben und beratend tätig zu sein. Diese Lerneinheit beinhaltet nur wenig Literaturstudium, sondern basiert im Wesentlichen auf Expertenbefragungen außerhalb der Schule.

16.1 Fallbeispiel

Sie sind heute Abend zum ersten Mal seit längerem wieder im Fitness-Studio, in dem heute ein neuer Zumba-Kurs beginnt. Dort treffen Sie Ihre ehemalige Klassenkameradin Tanja, mit der Sie die gesamte Zeit am Gymnasium gemeinsam verbracht und die Sie seit Ihrer Abiturfeier vor dreieinhalb Jahren aus den Augen verloren haben. Nach dem Zumba setzen Sie sich deshalb noch gemeinsam an die Bar, um ein bisschen zu plaudern. Sie berichten Tanja, dass Sie am Ende des zweiten Ausbildungsjahres Ihrer Ausbildung zur Pflegefachfrau sind, Ihnen die Ausbildung sehr viel Freude bereitet, aber wenig Freizeit lässt. »… aber als ich die

Werbung für diesen Kurs hier gesehen habe, da dachte ich, dazu melde ich mich jetzt an! Soviel Zeit muss sein. Und mit der Zehnerkarte ist es ja egal, wenn man mal einen Abend nicht kann.«

Tanja erzählt Ihnen, dass sie sich für ein Lehramtstudium in Erdkunde und Englisch entschieden hat und inzwischen im dritten Semester ist. »Vorher habe ich ja ein Jahr Au-pair in den USA gemacht, und dann war klar, ich nutze jetzt meine Sprachkompetenz auch beruflich.« Sie erkundigen sich nach Tanjas Familie, die Sie auch gut kennen. »Oh je, falsches Thema. Das ist momentan der totale Stress.« Tanja rollt ihre Augen. »Du weißt ja, dass mein Vater bei der Bundeswehr arbeitet und meine Eltern nach meinem Abi nach Kiel gezogen sind. Ich bin zum Studium hiergeblieben und wohne mit meinem Freund in einer WG. Jetzt wird mein Vater von Kiel wieder zurück hierher versetzt. Eine schöne Wohnung haben meine Eltern zum Glück schon gefunden, der Umzug steht in sechs Wochen an. Da ist natürlich noch total viel zu organisieren.« Auf Ihre Frage hin, was denn mit den Großeltern sei, die Ihrer Erinnerung nach auch noch in Norddeutschland leben, antwortet Tanja: »Ja, die sind das eigentliche Problem. Die beiden alten Leutchen müssen natürlich mit hierher umziehen. Beide sind ja schon über 80 Jahre alt. Mein Opa Anton ist noch voll aktiv und verbringt die meiste Zeit mit Gartenarbeit. Außerdem hat er sich jetzt einen Computer gekauft und möchte sich nun mit dem Internet beschäftigen. Lustig, oder? Er kommt ja ursprünglich hier aus der Nähe und freut sich darauf, endlich seiner Heimat wieder etwas näher zu kommen. Er hat sich in den Kopf gesetzt, mit einigen noch lebenden, ehemaligen Schulkameraden wieder Kontakt aufnehmen. Opa Anton ist also guter Dinge. Nur meine Oma Katharina baut in der letzten Zeit total ab. Permanent vergisst sie, den Herd auszustellen oder verläuft sich im Ort, wenn sie einkaufen will. Man kann sie eigentlich gar nicht mehr alleine lassen.« »Oh je …« nicken Sie, »solche Patienten kenne ich auch, sowohl aus dem Krankenhaus als auch aus dem ambulanten Pflegedienst. Das ist ja schon eine ganz schöne Belastung. Wie habt Ihr das denn bisher organisiert, und wer passt denn jetzt auf sie auf?«, erkundigen Sie sich. Ihr Freundin erzählt: »Also meine Großeltern haben in einer Wohnung direkt neben meinen Eltern gewohnt. Meine Mutter hat immer nach ihr geschaut. Hier in Koblenz möchte sie aber endlich gerne wieder anfangen zu arbeiten und hat auch schon ein interessantes Jobangebot in der Stadtverwaltung. Deshalb ist die Versorgung meiner Großeltern bis jetzt noch völlig ungewiss. Wir fragen uns, ob es nicht besser wäre, meine Oma ins Altenheim zu geben. Das kann sich aber der Opa überhaupt nicht vorstellen. Er will natürlich nicht getrennt von ihr leben, und dann ist das ja auch noch eine finanzielle Frage. Aber immer zu Hause angebunden zu sein macht ihn natürlich auch unglücklich. Wie gesagt, er ist ja noch total aktiv. Echt eine schwierige Situation!«

16.2 Einordnung in das Curriculum und Pflegediagnosen

In Tabelle 13 wird dargestellt, wie die problemorientierte Lerneinheit innerhalb der Rahmenlehrpläne zu verorten ist, welche Lernvoraussetzungen erforderlich sind und wie auf die Lerninhalte aufgebaut werden kann.

POL Regionale Unterstützungsangebote für ältere Menschen	
Ende 2. Ausbildungsdrittel	CE 09: Alte Menschen in der Lebensgestaltung lebensweltorientiert unterstützen

Grad der situativen Anforderungen (vgl. Rahmenlehrpläne 2019, S. 21):

- mittelmäßiger Grad an Pflegebedürftigkeit, also max. schwere Beeinträchtigungen der Selbstständigkeit
- max. häufiges Auftreten von Verhaltensweisen und psychischen Problemen, die eine personelle Unterstützung erforderlich machen
- mittlere gesundheitliche Instabilität (mittlere Risikogeneigtheit)
- zu pflegende Menschen im Kontext von Gruppen, z. B. Familien, Perspektiven, aber weitgehend konvergent

Lernvoraussetzungen:

- CE 01–CE 04
- Pflegen und Begleiten von Menschen mit Demenz
- Informieren, Schulen, Anleiten und Beraten

Möglichkeiten zum spiraligen Aufbau:
CE 09: Alte Menschen in der Lebensgestaltung lebensweltorientiert unterstützen (z. B. die Übernahme von Mitverantwortung in der interdisziplinären Versorgung alter Menschen und Unterstützung an interdisziplinären und interinstitutionellen Schnittstellen).
CE 11: Menschen mit psychischen Gesundheitsproblemen und kognitiven Beeinträchtigungen personenzentriert und lebensweltbezogen unterstützen (z. B. Begleitung von Menschen mit schwerer, fortgeschrittener Demenz und ihren Angehörigen).

Tab. 13: Einordnung in das Curriculum

Pflegediagnosen, die im Zusammenhang mit diesem Fallbeispiel bearbeitet werden können, sind beispielsweise:

- Rollenüberlastung der pflegenden Bezugspersonen: Schwierigkeiten, die Rolle als pflegender Familienangehöriger oder pflegende Bezugsperson auszuüben.
- Unterbrochene Familienprozesse: Veränderungen in den familiären Beziehungen und/oder im Funktionieren der Familie.
- Wissensdefizit: Fehlen oder Mangel an kognitiven Informationen bezogen auf ein bestimmtes Thema (hier: Informationen über Möglichkeiten der ambulanten und stationären Pflege und Betreuung älterer Menschen am Heimatort oder Schul-Standort).

- Bereitschaft für vermehrtes Wissen: Ein Muster der kognitiven Informationen über ein spezielles Thema oder ihrer Aneignung, welches gestärkt werden kann.
- ...

16.3 Lernergebnisse/Ressourcen

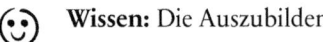 **Wissen:** Die Auszubildenden ...

- erklären die Zusammenhänge zwischen der geschilderten Situation und den daraus resultierenden Pflegediagnosen.
- beschreiben die Infrastruktur für rüstige sowie für pflegebedürftige Senioren am eigenen Wohnort oder am Schul-Standort.
- erläutern, wie Pflegeleistungen finanziert werden und welche pflegerischen Leistungen Familien zustehen.

Können: Die Auszubildenden ...

- erkennen Anzeichen für die typischerweise vorkommenden Pflegediagnosen, leiten entsprechende Pflegeinterventionen situationsgemäß davon ab und beschreiben Pflegeergebnisse.
- führen ein Beratungsgespräch, in dem sie ...
  - Vorschläge zur ambulanten und stationären Betreuung von an Demenz erkrankten Personen unterbreiten,
  - konkrete Handlungsoptionen vorschlagen,
  - Anlaufstellen für pflegende Angehörige benennen,
  - Auskunft über Kosten und Kostenträger geben,
  - Informationen zum kulturellen Angebot vor Ort geben,
  - über Bildungsmöglichkeiten und andere Freizeitangebote für rüstige Senioren informieren.
- ...

Einstellungen/Werte/Haltungen: Die Auszubildenden ...

- werden darauf aufmerksam, welche speziellen Probleme im Alter in Bezug auf häusliche Versorgung und Freizeitgestaltung für die betroffenen Personen entstehen.
- erkennen die Schwierigkeiten und Konflikte auch in der Situation von (pflegenden) Angehörigen und sind in der Lage, sich entsprechend dieser Erkenntnisse im Beratungsgespräch einfühlsam und verständnisvoll zu verhalten.
- ...

16.4 Zeitplanung und Zusatzelemente

Für die gesamte Unterrichtseinheit sind 16 Unterrichtsstunden vorgesehen:

- 2 Std.: Erarbeitung der Siebensprung-Schritte eins bis fünf in der Kleingruppe
- 10 Std.: Eigenstudium (einschließlich Expertenbefragungen)
- 4 Std.: Schritt sieben in der Kleingruppe einschließlich Transferübungen

Die Auszubildenden sollten so in Gruppen eingeteilt sein, dass aus jeder POL-Gruppe mindestens ein Mitglied die jeweilige Beratungseinrichtung besucht. Nach vorheriger Terminvereinbarung (durch den Lehrer, da dies ja bei der Stundenplanung bereits berücksichtigt werden muss), besuchen die Auszubildenden z. B.:

- Pflegestützpunkte.
- Träger einer stationären und ambulanten Pflegeeinrichtung sowie einer Tagesstätte für Senioren,
- Senioren-Begegnungsstätte des Deutschen Roten Kreuzes,
- Quartiermanagement eines Wohlfahrtverbandes.

17 Pflegerische Versorgung eines 2-jährigen Jungen mit akuter infektiöser Gastroenteritis

Die akute infektiöse Gastroenteritis (AGE) ist eines der häufigsten Krankheitsbilder in der Pädiatrie, wobei Säuglinge und Kleinkinder am häufigsten betroffen sind. Meistens wird die AGE von Norovirus-Infektionen verursacht. Gründe für die Krankenhauseinweisung sind oft mangelnde Flüssigkeitsaufnahme, Elektrolytentgleisung und eine zunehmende Dehydration (vgl. DGKJ u. a. 2019, S. 8). Infektiöse Magen-Darm-Erkrankungen sind jedoch auch ein wichtiges Thema in der Pflege erwachsener Menschen, sodass die Thematik gute Transfermöglichkeiten im Sinne der Generalistik bietet.

17.1 Fallbeispiel

Sie haben im dritten Ausbildungsjahr ihren pädiatrischen Praxiseinsatz auf der »infektiösen« Kinderstation und kommen zum Frühdienst. Die Pflegefachkraft, die den Nachtdienst hatte, berichtet bei der Übergabe über den 2-jährigen Ben Muth. Ben sei in Begleitung seiner Mutter am

Nachmittag vorher mit Verdacht auf eine Magen-Darm-Virus-Infektion aufgenommen worden. »Bei dem Kind läuft noch eine Infusion über einen peripheren Venenzugang in der Ellenbeuge. Dann habe ich heute Nacht noch ein 3-jähriges Mädchen aufgenommen … «. Ihre Praxisanleiterin Nadine hatte gestern Spätdienst und verspricht Ihnen, dass sie Ihnen gleich eine ausführliche Übergabe machen wird.

Als die Kollegin vom Nachtdienst fertig ist, erläutert Nadine Ihnen, dass Ben am Vortag vom Kinderarzt eingewiesen worden sei und zeigt Ihnen den Einweisungsschein. Dort ist zu lesen »V.a. akute infektiöse Gastroenteritis, beginnende Dehydration.« Nadine berichtet weiter, dass Ben trockene, klebrige Schleimhäute, trockene Lippen und rote, sehr wunde Stellen im Intimbereich hat. Bei Aufnahme war die Temperatur 37,3 °C. »Er schreit beim Säubern mit Feuchttüchern und schlägt die Hände weg, der arme Kleine. Das scheint richtig weh zu tun. Du kannst ja gleich mal reingehen und Dich um ihn kümmern. Wenn Du Hilfe brauchst, sag bitte einfach Bescheid.«

Sie betreten um 07:45 Uhr das Zimmer von Frau Muth und Ben. Die Mutter sitzt mit dem schlafenden Kind auf dem Schoß auf einem Stuhl und telefoniert gerade. Sie ist blass, hat dunkle Ringe unter den Augen und rote Flecken am Hals. Als sie Sie wahrnimmt, beendet sie das Telefongespräch rasch und schaut Sie fragend an. Sie begrüßen Frau Muth, stellen sich vor und fragen, wie es ihr geht. Frau Muth berichtet von einer sehr unruhigen Nacht. »Ben hat kaum geschlafen und auch noch einmal erbrochen. Jetzt ist er fix und fertig.« Sie kontrollieren den Venenzugang, der mit Pflaster und Mullbinde fixiert ist, und stellen fest, dass die Infusion noch gut läuft. »Ich möchte Ben jetzt auch nicht wecken. Erzählen Sie mal, was ist denn passiert? Frau Muth berichtet, dass Ben aktuell in der fünfwöchigen Eingewöhnungsphase seiner Kindertagesstätte sei. »Wissen Sie, ich lebe getrennt – mein Mann ist vor einem halben Jahr ausgezogen – und ich muss unbedingt wieder arbeiten gehen, sonst reicht es finanziell hinten und vorne nicht. Ich würde unsere Eigentumswohnung sehr ungern aufgeben, sie liegt im Grünen, direkt neben einem Spielplatz, und ist nicht weit von meinen Eltern entfernt.« Sie nicken zustimmend. »… Sonst hätte ich auf jeden Fall bis zum dritten Lebensjahr gewartet, bis ich meinen Sohn in eine Einrichtung gebe. Er ist doch noch so klein und hängt sehr an mir. Und er vermisst seinen Papa. Der meldet sich ja kaum noch.« Ihnen fällt auf, dass bei Frau Muth die Augen feucht werden. »Wir sind jetzt in der vierten Woche der Eingewöhnung, und es klappte eigentlich schon ganz gut, so lange er mich zwischendurch immer mal kurz sehen kann. In der Kita hing an der Pinnwand eine Info, dass derzeit einige Kinder an einem Magen-Darm-Virus erkrankt seien. Ich habe mir zuerst keine Gedanken gemacht, aber mir ist dann am Mittag aufgefallen, dass Benni noch nicht mal sein Lieblingsessen – bunte Nudeln mit Tomatensoße – essen wollte und zunehmend weinerlich wurde. Nachmittags hat er plötzlich schwallartig erbrochen, und beim Wickeln hatte er einen übelriechenden, wässrigen Stuhl in der Windel. Bis abends hat er dann nur noch ein bisschen an seiner Wasserflasche genippt, auch Apfelsaft mochte er nicht trinken. Ich musste zweimal nachts das Bett frisch beziehen, er hat mehrfach erbrochen. Wir sind dann vormittags gleich zum Kinderarzt, und der hat uns dann direkt hierhergeschickt. Gerade habe ich mit meiner Chefin telefoniert, meine Firma rechnet fest damit, dass ich übernächste Woche wieder anfange zu arbeiten. Aber ich weiß ja jetzt gar nicht, wie lange das hier dauert, und wann Benni wieder in die Kita kann ...«. Inzwischen ist Ben aufgewacht und weint, und auf seinem Schlafanzug entdecken Sie im Bereich des Gesäßes auf dem Schlafanzug von Ben einen feuchten Fleck.

17.2 Einordnung in das Curriculum und Pflegediagnosen

In Tabelle 14 wird dargestellt, wie die problemorientierte Lerneinheit innerhalb der Rahmenlehrpläne zu verorten ist, welche Lernvoraussetzungen erforderlich sind und wie auf die Lerninhalte aufgebaut werden kann.

Tab. 14: Einordnung in das Curriculum

POL Pflegerische Versorgung eines 2 Jahre alten Jungen mit akuter infektiöser Gastroenteritis

3. Ausbildungsdrittel   CE 10: Entwicklung und Gesundheit in Kindheit und Jugend in pflegerischen Situationen fördern

Grad der situativen Anforderungen (vgl. Rahmenlehrpläne 2019, S. 21)

- hoher Grad an Pflegebedürftigkeit, also schwerste Beeinträchtigungen der Selbstständigkeit
- geringer Grad an Ressourcen, hoher Grad an Vulnerabilität
- gesundheitliche Instabilität mit Gefahr von Komplikationen
- zu pflegende Menschen im Kontext von Gruppen, z. B. Familien mit z. T. divergierenden Perspektiven

Lernvoraussetzungen:

- CE 01–CE 04
- Grundlagen der Hygiene und der Infektionsübertragung
- Informieren, Schulen, Anleiten und Beraten
- Anatomie und Physiologie des Verdauungstraktes
- Überblick über die Psychologie und Soziologie des Kindes und Jugendlichen

Möglichkeiten zum spiraligen Aufbau:
CE 06: In Akutsituationen sicher handeln (Pandemien, z. B. Norovirus, Influenza)

Pflegediagnosen, die im Zusammenhang mit diesem Fallbeispiel bearbeitet werden können, sind beispielsweise.

- Diarrhoe: Passage von dünnflüssigem, unförmigen Stuhl
- Gefahr eines Flüssigkeitsdefizits: Risiko einer Verminderung des intravaskulären, interstitiellen und/oder intrazellulären Flüssigkeitsvolumens, welche die Gesundheit beeinträchtigen können.

- Hautschädigung: Veränderte Epidermis (Oberhaut) und/oder Dermis (Lederhaut).
- Moralischer Konflikt: Reaktion darauf, nicht in der Lage zu sein, die gewählte ethisch-moralische Entscheidung/Handlung auszuführen.
- Unterbrochene Familienprozesse: Veränderung in den familiären Beziehungen und/oder im Funktionieren der Familie
- ...

17.3 Lernergebnisse/Ressourcen

 Wissen: Die Auszubildenden ...

- beschreiben das Krankheitsbild der akuten infektiösen Gastroenteritis einschließlich der Ursachen, typischen Symptome, der Diagnostik, der oralen und intravenösen Rehydrations-Therapie sowie möglicher Komplikationen.
- erläutern die Zusammenhänge zwischen der Erkrankung bzw. der im Fallbeispiel geschilderten Situation und den daraus resultierenden Pflegediagnosen.
- erklären die Maßnahmen zur Infektionsprävention und das Management bei infektiöser Gastroenteritis unklarer Genese bzw. nachgewiesenem Erreger in der Klinik.
- ...

Können: Die Auszubildenden ...

- erkennen Anzeichen für die typischerweise vorkommenden Pflegediagnosen, leiten Pflegeinterventionen situationsgemäß davon ab und beschreiben Pflegeergebnisse.
- informieren die Mutter darüber, ab wann ihr Kind wieder eine Gemeinschaftseinrichtung (Kindertagesstätte) besuchen kann.

Einstellungen/Werte/Haltungen: Die Auszubildenden ...

- erkennen die Probleme für Kinder, wenn ein Elternteil aus für das Kind unerklärlichen Gründen plötzlich nicht mehr für es da ist.
- werden auf die Probleme alleinerziehender, berufstätiger Mütter aufmerksam.
- erkennen den Konflikt von Müttern, die ihr Kleinkind einerseits gerne selbst betreuen möchten, aber es aus verschiedenen Gründen in eine Betreuung geben müssen und verhalten sich im Gespräch dafür sensibel.
- ...

17.4 Zeitplanung

Für die gesamte Unterrichtseinheit sind 16 Unterrichtsstunden vorgesehen:

- 2 Std.: Erarbeitung der Siebensprung-Schritte eins bis fünf in der Kleingruppe
- 10 Std.: Eigenstudium
- 4 Std.: Schritt sieben in der Kleingruppe einschließlich Transferübungen

18 Pflegerische Versorgung eines onkologisch erkrankten Menschen am Beispiel eines 51-jährigen Mannes mit einem Larynxkarzinom

Das Larynxkarzinom ist die dritthäufigste Krebsart im Kopf-Halsbereich und tritt vorwiegend bei Männern auf. Die Hauptrisikofaktoren der Erkrankung sind Rauchen und Alkoholkonsum (vgl. Leitlinienprogramm Onkologie der AWMF u. a. 2019, S. 15 u. S. 23). Patienten, die nach einer Laryngektomie wie im Fallbeispiel beschrieben, entlassen werden, benötigen eine Reihe von Kompetenzen, um ihren Alltag daheim bewältigen zu können. Die fehlende Fähigkeit zur verbalen Kommunikation ist eine zusätzliche Belastung für die betroffenen Menschen und stellt die pflegerische Beratungs- und Anleitungstätigkeit vor große Herausforderungen.

18.1 Fallbeispiel

Sie absolvieren im dritten Ausbildungsjahr Ihren Vertiefungseinsatz auf der Hals-Nasen-Ohren-Station und bereiten sich bereits auf Ihre praktische Abschlussprüfung vor, die in wenigen Monaten ansteht. So fragen Sie heute nach der Übergabe vom Früh- auf den Spätdienst Ihre Praxisanleiterin Carola, ob Sie – wie in den Tagen zuvor – selbstständig einen Bereich übernehmen dürfen. Carola freut sich über Ihr Engagement und nickt. »Ja klar, Du kannst gerne Zimmer 4 und 5 übernehmen, die Patienten sind Dir ja bekannt. Besonderes Augenmerk solltest Du auf Herrn Sturm legen. Er soll ja in ein paar Tagen entlassen werden und dann erst für die ambulante Strahlentherapie wieder in die Ambulanz kommen, aber er macht auf mich einen sehr teilnahmslosen Eindruck. Er stellt kaum Fragen über seinen Zustand und wirkt eher desinteressiert an allem. Das hat auch die Logopädin berichtet, die ihn über die Möglichkeiten der Stimmrehabilitation informiert hat und die ersten Schluckversuche erfolgreich durchgeführt hat.«

Sie kennen den 51-jährigen Herrn Sturm seit seiner stationären Aufnahme vor 12 Tagen. Herr Sturm ist von Beruf Kraftfahrer bei einer Spedition und war Kettenraucher. Er war Zeit seines Lebens viel mit dem LKW im Ausland unterwegs, sodass er seine Frau oft über eine Woche lang nicht sehen konnte. Um sich zu entspannen saß er abends oft mit Kollegen beim Bier an Autobahn-Raststätten; fast täglich stand auch Hochprozentiges auf dem Tisch. Inzwischen ist er seit fünf Jahren geschieden und seitdem Single.

Herr Sturm hatte schon seit längerem an Heiserkeit gelitten, dem aber keine besondere Bedeutung zugemessen. Als ein Kloßgefühl im Hals hinzukam, ging er zum Arzt und zur Diagnosefindung wurde eine Panendoskopie mit Probenentnahme durchgeführt. Die Befunde bestätigten ein supraglottisches Larynxkarzinom (T2N1M0); histologisch handelte es sich um ein Plattenepithelkarzinom.

Heute ist der 10. postoperative Tag. Herr Sturm erhielt eine Laryngektomie mit Neck-Dissektion beidseits inklusive einer Tracheotomie, und im Rahmen der Operation wurde eine Stimmprothese eingesetzt. Die Operation verlief ohne Komplikationen. Herr Sturm leidet jedoch gehäuft an Hustenreiz und einer verstärkten Sekretproduktion und wird deshalb häufig vom Pflegepersonal abgesaugt. Auch den Trachealkanülenwechsel lässt er am liebsten durch das Pflegepersonal durchführen und wagt nur selten einen Blick in den Spiegel. Herr Sturm verständigt sich mittels Gestik, Mimik und einem Schreibblock. Sein letztes Päckchen Zigaretten, welches er mit ins Krankenhaus gebracht hatte, liegt noch in der Nachttischschublade.

Beim ersten Rundgang durch Ihre Zimmer sprechen Sie Herrn Sturm, der mit einem Trucker-Magazin lesend im Bett liegt, an. »Hallo Herr Sturm. Es soll ja in ein paar Tagen nach Hause gehen. Freuen Sie sich schon?« Herr Sturm zuckt nur mit den Schultern und wendet sich wieder seiner Zeitschrift zu.

18.2 Einordnung in das Curriculum und Pflegediagnosen

In Tabelle 15 wird dargestellt, wie die problemorientierte Lerneinheit innerhalb der Rahmenlehrpläne zu verorten ist, welche Lernvoraussetzungen erforderlich sind und wie auf die Lerninhalte aufgebaut werden kann.

Tab. 15: Einordnung in das Curriculum

POL Pflegerische Versorgung eines onkologisch erkrankten Menschen am Beispiel eines 51-jährigen Mannes mit einem Larynxkarzinom	
3. Ausbildungsdrittel	CE 05 Menschen in kurativen Prozessen pflegerisch unterstützen und Patientensicherheit stärken *oder*
	CE 08 Menschen in kritischen Lebenssituationen und in der letzten Lebensphase begleiten *oder*
	CE 09 Rehabilitatives Handeln im interprofessionellen Team

Grad der situativen Anforderungen (vgl. Rahmenlehrpläne 2019, S. 21):

- hoher Grad an Pflegebedürftigkeit, also max. schwere Beeinträchtigung der Selbstständigkeit
- tägliches Auftreten von Verhaltensweisen und psychischen Problemen, die eine personelle Unterstützung erforderlich machen
- hoher Grad an Vulnerabilität, hohe Risikogeneigtheit

Lernvoraussetzungen:

- CE 01–CE 04
- Anatomie und Physiologie des Kehlkopfapparates
- Prinzipien prä- und postoperativer Pflege
- Orales und nasales Absaugen
- Informieren, Schulen, Anleiten und Beraten

Möglichkeiten zum spiralgen Aufbau:
CE 08: Menschen in kritischen Lebenssituationen und in der letzten Lebensphase begleiten (z. B. Palliative Pflege)

Tab. 15:
Einordnung in das Curriculum
– Fortsetzung

Pflegediagnosen, die im Zusammenhang mit diesem Fallbeispiel bearbeitet werden können, sind beispielsweise:

- Beeinträchtigte soziale Interaktion: Ungenügende oder übermäßige Quantität oder unzureichende Qualität des sozialen Austauschs.
- Unwirksame Atemwegsclearence: Ist nicht in der Lage, Sekrete oder Verlegungen/Obstruktionen der Atemwege zu beseitigen, um die Atemwege freizuhalten.
- Infektionsgefahr: Risiko des Eindringens und der Vermehrung pathogener Organismen, welche die Gesundheit beeinträchtigen können (durch hier: Tracheostoma).
- Hautschädigung/Gewebeschädigung: Veränderte Epidermis (Oberhaut) und/oder Dermis (Lederhaut) (hier: im Bereich des Stomas).
- Beeinträchtigte verbale Kommunikation: Verminderte, verzögerte oder fehlende Fähigkeit, ein System von Zeichen zu empfangen, zu verarbeiten, weiterzugeben und/oder zu nutzen.
- Schluckstörung: Abnormales Funktionieren des Schluckvorgangs verbunden mit strukturellen oder funktionellen Veränderungen der Mundhöhle, des Rachens oder der Speiseröhre.
- Instrumentelles Selbstversorgungsdefizit[4]: Beeinträchtigte Fähigkeit, die endotracheale Absaugung und den Trachealkanülenwechsel selbstständig durchzuführen oder abzuschließen.
- Gefahr eines chronisch geringen Selbstwertgefühls: Risiko von langanhaltenden negativen Selbsteinschätzungen/Gefühlen über sich selbst oder die eigenen Fähigkeiten, welche die Gesundheit beeinträchtigen könnten.

---

4 Keine offizielle NANDA-I-Pflegediagnose, vgl. Doenges 2016, S. 923

- Gefahr einer Sinnkrise: Risiko einer beeinträchtigten Fähigkeit, Bedeutung, Sinn und Ziel des Lebens durch Inbeziehungsetzen mit sich selbst, anderen, […], Natur und/oder einer höheren Macht zu erleben und einzubeziehen, welche die Gesundheit beeinträchtigen könnte.
- Noncompliance: Verhalten einer Person und/oder der pflegenden Bezugsperson entspricht nicht dem gesundheitsfördernden oder therapeutischen Plan, den die Person […] und der professionell Pflegende/Arzt vereinbart haben […].
- Körperbildstörung: Verwirrung bezüglich des mentalen Bildes über das eigene physische Selbst.
- Gefahr einer geschädigten Mundschleimhaut (hier: als Nebenwirkung der geplanten Strahlentherapie): Risiko für eine Verletzung der Lippen, des Weichteilgewebes, der Mundhöhle und/oder des Mundrachenraums, welche die Gesundheit beeinträchtigen könnte.
- …

18.3 Lernergebnisse/Ressourcen

Wissen: Die Auszubildenden …

- beschreiben das Krankheitsbild Larynxkarzinom (einschließlich der TNM-Klassifikation) und erläutern Risikofaktoren, Symptome, Diagnostik, therapeutische Verfahren (insbesondere Operationsverfahren und Strahlentherapie), Komplikationen und die Prognose der Erkrankung.
- beschreiben die Zusammenhänge zwischen der Erkrankung, der geschilderten Situation und den daraus resultierenden Pflegediagnosen des Patienten.
- …

Können: Die Auszubildenden …

- erkennen Anzeichen für die typischerweise vorkommenden Pflegediagnosen, leiten entsprechende Pflegeinterventionen situationsgemäß davon ab und beschreiben Pflegeergebnisse.
- leiten Patienten im Kanülenwechsel, der Tracheostomapflege sowie in der Selbst-Absaugung an.
- informieren und beraten Patienten über gesundheitsförderndes Verhalten nach der Laryngektomie und Tracheostoma-Anlage sowie zum pflegerischen Umgang mit Nebenwirkungen der geplanten Strahlentherapie.
- gestalten die Kommunikation mit dem Patienten angepasst an dessen Fähigkeiten und verwenden geeignete Hilfsmittel.
- …

Einstellungen/Werte/Haltungen: Die Auszubildenden …

- erkennen, dass die Selbstversorgung eines Tracheostomas wie oben beschrieben, beängstigend und verunsichernd auf den Patienten wirken

kann und sind bereit, die Anleitung geduldig und einfühlsam zu gestalten.
- werden aufmerksam für die Beeinträchtigungen, die eine Tracheostoma-Anlage für das soziale Leben und den Aufbau neuer Beziehungen bedeutet.
- erkennen die Bedeutung der interdisziplinären Zusammenarbeit in der Rehabilitation nach einer Laryngektomie und wirken aktiv daran mit.
- …

18.4 Zeitplanung und Zusatzelemente

Für die gesamte Unterrichtseinheit sind 26 Unterrichtsstunden vorgesehen:

- 2 Std.: Erarbeitung der Siebensprung-Schritte eins bis fünf in der Kleingruppe
- 20 Std.: Eigenstudium einschl. Expertenbefragung und praktischer Übungen
- 4 Std.: Schritt sieben in der Kleingruppe einschließlich Transferübungen

Integriert in das Eigenstudium sollten acht Stunden für praktische Übungen zum Trachealkanülenwechsel und zum endotrachealen Absaugen zur Verfügung stehen. An unserer Schule kommt eine 90-minütige Expertenstunde hinzu, in der eine Pflegefachperson der Hals-Nasen-Ohren-Station verschiedene Trachealkanülen in ihrer Funktion vorstellt. Außerdem informiert sie die Auszubildenden über Möglichkeiten der Stimm-Rehabilitation.

19 Gesundheitsförderung bei einer 34-jährigen Frau mit chronischer Niereninsuffizienz und Dialysetherapie

Die chronische Niereninsuffizienz ist eine Erkrankung, die sowohl durch angeborene als auch durch erworbene Erkrankungen verursacht wird. Die Prävalenz chronischer Nierenerkrankungen ist bei Frauen höher als bei Männern. Jedes Jahr benötigen in Deutschland ca. 5.000 Menschen neu und lebenslang eine Nierenersatztherapie. Das Angewiesensein auf eine Maschine ist verbunden mit einem Verlust von Sicherheit und Autonomie. Betroffene Menschen können selbst einen wesentlichen Beitrag zur Verbesserung ihrer Lebensqualität und Lebenserwartung leisten. Pflege ist hier gefordert, Patienten im Selbstmanagement ihrer Erkrankung zu fördern und in allen Phasen ihrer Erkrankung zu begleiten. Dies ist – wie im folgenden Fallbeispiel beschrieben – zusätzlich erschwert, wenn Sprachbarrieren und schwierige familiäre Beziehungen hinzukommen.

19.1 Fallbeispiel

Sie sind im dritten Ausbildungsjahr und innerhalb Ihres Vertiefungseinsatzes auf der nephrologischen Station eingesetzt. Hier lernen Sie Frau Habash kennen, eine 34-jährige Frau aus Syrien, die seit vier Jahren in Deutschland lebt und seit einem viertel Jahr dialysepflichtig ist. Bisher wurde Frau Habash über einen Demers-Katheter dialysiert. Morgen soll sie einen Shunt erhalten.

Sie kommen zu Frau Habash ins Zimmer, stellen sich vor und fragen sie nach ihrem Befinden. »Ach, ganz gut…bisschen aufgeregt wegen der OP morgen …«. Ihre Patientin schaut Sie unsicher an. Um Frau Habash etwas abzulenken, erkundigen Sie sich nach ihrer Vorgeschichte. Diese erzählt Ihnen in gebrochenem Deutsch, dass sie gemeinsam mit ihrem Mann und ihren vier Kindern, die jetzt im Alter zwischen sieben und 12 Jahren alt sind, vor dem Krieg in Syrien geflohen und über die Balkanroute nach Europa gekommen ist. Ihr Mann ist, da seine Eltern inzwischen schwer erkrankt sind, vor zwei Monaten wieder nach Syrien zurückgekehrt und hat sie mit ihren Kindern bei entfernten Verwandten in Deutschland zurückgelassen. Sobald es möglich ist, will er zurück nach Deutschland kommen. Auf Ihre Frage, wie es denn zu ihrer Nierenerkrankung gekommen sei, berichtet Frau Habash, dass bei ihr schon in Syrien bei einer Ultraschalluntersuchung vor vielen Jahren Zystennieren festgestellt worden sind. Auch ihre Laborwerte seien damals auffällig gewesen, aber durch den Krieg hätte sie sich nicht mehr darum kümmern können, und das dortige Gesundheitswesen sei seit 2015 völlig zusammengebrochen. Sie habe ja auch keinerlei Beschwerden gehabt. Und nun sorge sie sich sehr um ihre Kinder, weil jemand gesagt habe, die Nierenzysten seien erblich. Als es klingelt, verabschieden Sie sich von Frau Habash und versprechen ihr, später noch einmal nach ihr zu sehen.

Etwas später schauen Sie noch einmal in die Vorbefunde von Frau Habash, um ihre Situation richtig nachvollziehen zu können. Hier ist beschrieben, dass die Patientin nach einer Lebensmittelvergiftung in ihrer Zeit im Flüchtlingslager anhaltend über Übelkeit geklagt und über Bauchschmerzen geklagt hatte. Alle anderen betroffenen Personen hatten sich schnell wieder erholt, aber bei ihr seien die Beschwerden geblieben. Der zuständige Arzt hatte sie dann schließlich ins Krankenhaus überwiesen, wo sie notfallmäßig dialysiert werden musste. Leider hatten sich ihre Nieren aber nicht mehr erholt, und mit einer Restausscheidung von 200 ml Urin/Tag wird Frau Habash seitdem dialysiert. Sie lesen, dass zunächst auch eine Peritonealdialysetherapie diskutiert worden war, die Patientin sich aber dann doch für eine Hämodialysebehandlung entschieden hatte. Ob eine Nierentransplantation auf Dauer für Frau Habash in Frage kommt, ist noch nicht abschließend geklärt.

Zurück bei Frau Habash erkundigen Sie sich, wie es ihr, abgesehen von ihrer Aufregung vor der Shunt-Operation, denn geht. »Durst, immer

Durst ...« erklärt die Patientin. »Und es juckt.« Sie zeigt Ihnen Kratzspuren an ihren Armen. »Und meine Tante, bei der ich wohne, ich kenne sie kaum. Sie kocht, was sie immer gekocht hat. Viele Gewürze. Versteht nicht, was für mich nicht gut ist. Und mein Mann ist nicht da. Große Familie, aber ich bin ganz alleine. Und ich habe solche Angst um meine Kinder. Wenn ich das alles vorher gewusst hätte ...« Frau Habash versteckt ihr Gesicht hinter ihrem Kopftuch und ihr Deutsch ist so bruchstückhaft, dass sie kaum zu verstehen ist.

In diesem Moment betritt Mathias Schäfer, Fachpfleger für Nephrologie und Dialyse, das Patientenzimmer und informiert Frau Habash, dass er sie jetzt an die Dialyse anschließen möchte. Frau Habash nickt, zieht sich die Bettdecke aber hoch bis zum Hals.

19.2 Einordnung in das Curriculum und Pflegediagnosen

In Tabelle 16 wird dargestellt, wie die problemorientierte Lerneinheit innerhalb der Rahmenlehrpläne zu verorten ist, welche Lernvoraussetzungen erforderlich sind und wie auf die Lerninhalte aufgebaut werden kann.

Tab. 16: Einordnung in das Curriculum

POL: Gesundheitsförderung bei einer 34-jährigen Frau aus Syrien mit Chronischer Niereninsuffizienz und Dialysetherapie

3. Ausbildungsdrittel	CE 04 Gesundheit fördern und präventiv handeln *oder* CE 05 Menschen in kurativen Prozessen pflegerisch unterstützen und Patientensicherheit stärken *oder* CE 08 Menschen in kritischen Lebenssituationen und in der letzten Lebensphase begleiten

Grad der situativen Anforderungen (vgl. Rahmenlehrpläne 2019, S. 21):

- geringer Grad an Ressourcen, hoher Grad an Vulnerabilität
- gesundheitliche Instabilität mit Gefahr von Komplikationen (hohe Risikogeneigtheit)
- zu pflegende Menschen im Kontext von Gruppen, z. B. Familien mit z. T. divergierenden Perspektiven

Lernvoraussetzungen:

- CE 01–04
- Grundlagen zu:
  - Kommunikation, Information, Schulung, Beratung
  - Gesundheitsförderung und Prävention
  - Anatomie und Physiologie Niere und ableitende Harnwege
  - Pflege von Menschen mit unterschiedlichen kulturellen und religiös/spirituellen Hintergründen

Möglichkeiten zum spiraligen Aufbau:
CE 05: Menschen in kurativen Prozessen pflegerisch unterstützen und Patientensicherheit stärken (z. B. Transplantations-Chirurgie, rechtliche und ethische Aspekte von Organspende/-transplantation)

Tab. 16: CE 08: Menschen in kritischen Lebenssituationen und in der letzten Lebensphase
Einordnung in das begleiten
Curriculum (z. B. Palliative Pflege in der letzten Lebensphase von Menschen mit
– Fortsetzung chronischen Erkrankungen wie der Chronischen Niereninsuffizienz, ethische/juristische Aspekte der Therapiebegrenzung/Therapieabbruch)

 Pflegediagnosen, die im Zusammenhang mit diesem Fallbeispiel bearbeitet werden können, sind beispielsweise:

- Beeinträchtigte verbale Kommunikation: Verminderte, verzögerte oder fehlende Fähigkeit, ein System von Zeichen zu empfangen, zu verarbeiten, weiterzugeben und/oder zu nutzen.
- Gefährdetes/verhindertes familiäres Coping: Eine gewöhnlich unterstützende Person [...] bietet ungenügende(s), ineffektive(s) oder einschränkende Unterstützung, Comfort, Hilfestellung oder Ermutigung, die der Klient brauchen könnte, um Anpassungsaufgaben bezüglich gesundheitlicher Herausforderungen zu regeln, zu bewältigen oder zu meistern.
- Unterbrochene Familienprozesse: Veränderung in den familiären Beziehungen und/oder im Funktionieren der Familie.
- Gefahr eines Flüssigkeitsüberschusses: Gefahr für eine erhöhte isotonische Flüssigkeitsretention.
- Infektionsgefahr: Risiko des Eindringens und der Vermehrung pathogener Organismen, welche die Gesundheit beeinträchtigen können (hier: am Demers-Katheter und am Shunt).
- Hautschädigung: Veränderte Epidermis (Oberhaut) und/oder Dermis (Lederhaut), (hier: am Shunt).
- Mangelernährung: Nährstoffzufuhr, die den Stoffwechsel nicht deckt.
- Körperbildstörung: Verwirrung bezüglich des mentalen Bildes über das eigene physische Selbst.
- Machtlosigkeit: Wahrnehmung eines Mangels an Kontrolle über eine Situation, einschließlich der bewussten Wahrnehmung, dass die eigenen Handlungen keine signifikante Wirkung auf das Ergebnis haben.
- Situationsbedingt geringes Selbstwertgefühl: Risiko von langanhaltenden negativen Selbsteinschätzungen/Gefühlen über sich selbst oder die eigenen Fähigkeiten, welche die Gesundheit beeinträchtigen können.
- ...

19.3 Lernergebnisse/Ressourcen

 Wissen: Die Auszubildenden ...

- beschreiben das Krankheitsbild Chronische Niereninsuffizienz und erläutern Ursachen, Symptome, Diagnostik, therapeutische Verfahren (insbesondere die verschiedenen Verfahren zur Nierenersatztherapie) sowie Komplikationen bzw. Folgen der Erkrankung.

- erklären die Zusammenhänge zwischen der Erkrankung bzw. Therapie, der geschilderten Situation und den daraus resultierenden Pflegediagnosen der Patientin.
- skizzieren die Durchführung einer Hämodialysebehandlung und erläutern Akut- und Langzeitkomplikationen der Therapie.
- erläutern Besonderheiten in der Nahrungs- und Flüssigkeitsaufnahme, die Patienten mit einer Hämodialysebehandlung beachten müssen.
- beschreiben die Probleme und Herausforderungen, die sich bei Patienten mit Sprachschwierigkeiten im Rahmen eines stationären Krankenhausaufenthaltes ergeben.
- benennen Kommunikationssituationen, in denen sprachliche Barrieren eine Rolle spielen und ermittelt Maßnahmen und Hilfsmittel, die geeignet sind, eine gelingende Verständigung zu ermöglichen.
- …

Können: Die Auszubildenden….

- unterstützen die Patientin in ihrer Lebenskrise (nicht heilbare chronische Niereninsuffizienz und Dialysetherapie) und wenden geeignete Konzepte dazu an.
- fördern das Selbstmanagement und die Eigenverantwortung der Patientin und respektieren dabei ihr Selbstbestimmungsrecht.
- erkennen Anzeichen für die typischerweise vorkommenden Pflegediagnosen, leiten entsprechende Pflegeinterventionen situationsgemäß davon ab und beschreiben Pflegeergebnisse.
- finden geeignete Wege zur Kommunikation mit der Patientin und tragen dafür Sorge, dass bei wichtigen Entscheidungen ein Übersetzer hinzugezogen wird.
- informieren, beraten und leiten die Patientin an in Bezug auf ihre Flüssigkeits- und Nahrungsaufnahme, zur Linderung von Durst und von Juckreiz, das Tasten ihres Shunts sowie den zukünftigen Umgang mit venösen Blutentnahmen und Blutdruckmessungen.
- geben auf Nachfrage fachkundig Auskunft über die Vererbung von Zystennieren und über diagnostische Möglichkeiten bzw. Notwendigkeiten.
- …

Einstellungen/Werte/Haltungen: Die Auszubildenden …

- erkennen die Ängste und Sorgen der geschilderten Patientin sowie ihre familiäre Problematik und verhalten sich einfühlsam und geduldig.
- werden aufmerksam auf die Bedeutung kultureller Unterschiede und deren Bedeutung für das pflegerische Handeln.
- sind bereit, religiöse und kulturelle Bedürfnisse wahrzunehmen und anzusprechen.
- …

19.4 Zeitplanung und Zusatzelemente

Für die gesamte Unterrichtseinheit sind 26 Unterrichtsstunden vorgesehen:

- 2–3 Std.: Erarbeitung der Siebensprung-Schritte eins bis fünf in der Kleingruppe
- 19–20 Std.: Eigenstudium einschl. Exkursion
- 4 Std.: Schritt sieben in der Kleingruppe einschließlich Transferübungen

Es bietet sich an, in das Eigenstudium eine Exkursion in eine Dialysepraxis oder auf eine Dialysestation zu integrieren, damit die Auszubildenden eine bessere Vorstellung von einer Nierenersatztherapie entwickeln können. Unsere Auszubildenden besuchen seit vielen Jahren eine Dialysepraxis, wo sie zunächst einen kurzen Vortrag zur Chronischen Niereninsuffizienz und zum Patientenmanagement hören. Schwerpunkt ist hier die Frage, wie die Patienten selbst zum Erhalt ihrer Lebensqualität beitragen können und welche Alternativen es zur Hämodialyse gibt. Außerdem lernen die Auszubildenden die Dialysemaschinen sowie die Wasseraufbereitung kennen und haben Gelegenheit, mit betroffenen Personen – welche vorher vom Praxispersonal gefragt werden, ob sie dazu bereit sind – in den Austausch zu kommen. Manche ganz speziellen Fragen ergeben sich jedoch erst nach der Exkursion. Daher findet die Auswertung in Schritt sieben gemeinsam mit einer Nephrologin statt.

20 Palliative Pflege am Beispiel einer 47-jährigen Frau mit Brustkrebs

Das Mammakarzinom ist mit zuletzt 69.000 Neuerkrankungen pro Jahr die häufigste bösartige Erkrankung bei Frauen in Deutschland (Zentrum für Krebsregisterdaten 2019). Durchschnittlich erkrankt jede achte Frau irgendwann in ihrem Leben an einem Mammakarzinom.
In diesem Fallbeispiel steht aber nicht die Erkrankung selbst im Vordergrund, auch wenn sie als Hintergrundwissen miterarbeitet wird. Im Fokus hier steht die palliative Pflege, wie sie sowohl im Krankenhaus als auch in Einrichtungen der Langzeitpflege und im ambulanten Bereich geleistet wird.

20.1 Fallbeispiel

Sie absolvieren Ihren letzten Praxiseinsatz vor dem Examen als Pflegefachfrau/Pflegefachmann auf einer gynäkologischen Station. Dort versorgen Sie bereits selbständig mit Unterstützung Ihrer Praxisanleiterin Charlotte eine Patientengruppe. Ihre Praxisanleiterin ist auch Palliative-Care-Fachkraft und Sie arbeiten gerne mit ihr zusammen; Charlotte ist fachlich sehr kompetent und Sie können sich vertrauensvoll mit ihr austauschen.

Bereits vor zehn Tagen haben Sie gemeinsam Frau Dreimüller aufgenommen. Frau Dreimüller ist 47 Jahre alt, von Beruf Grundschullehrerin, verheiratet und hat eine 12-jährige Tochter.

Vor drei Jahren wurde bei Frau Dreimüller ein invasiv wachsendes, duktales Mammakarzinom rechts (T2N1M0) diagnostiziert. Den Knoten in ihrer Brust hatte Frau Dreimüller selbst getastet. Damals war eine brusterhaltende Therapie mit Sentinel Node Biopsie (SNB) durchgeführt worden. Frau Dreimüller wurde postoperativ bestrahlt und ging anschließend zur Rehabilitation in eine Klinik.

Nach der Therapie ging es der Patientin sehr gut, sie ging wieder ihrem Beruf nach und kümmerte sich um ihre Familie und ihre Hobbys. Im letzten Monat verschlechterte sich ihr Zustand jedoch plötzlich rapide.

Als Frau Dreimüller jetzt in Ihrer Klinik aufgenommen wurde, war das ganze Pflegeteam sehr betroffen. Die Diagnose des Rezidivs des Mammakarzinoms (T4N3M1) wurde in den ersten Tagen nach der Einweisung gestellt. Danach sprach Frau Dreimüller nicht mehr und lag stets mit geschlossenen Augen im Bett. Inzwischen kann Frau Dreimüller nicht mehr alleine aufstehen, schläft sehr viel und nimmt nur noch schluckweise Getränke, aber keine feste Nahrung mehr zu sich. Sie wird parenteral über ihren Port ernährt. Heute in der Übergabe wurde über die Ernährungssituation diskutiert.

Sie gehen zum ersten Rundgang gemeinsam mit Ihrer Praxisanleiterin durch Ihre Zimmer und treffen auf dem Flur Herrn Dreimüller, der Sie um ein Gespräch bittet. Gemeinsam setzen Sie sich in den Aufenthaltsraum und Herr Dreimüller beginnt zu sprechen: »Ich musste gerade mal aus dem Zimmer und war in der Kapelle, um eine Kerze anzuzünden. Wissen Sie, ich liebe meine Frau über alles. Das hier hat mir den Boden unter den Füßen weggezogen. Ich habe mir in meiner Firma Urlaub genommen und wäre am liebsten die ganze Zeit bei ihr. Aber leider klappt das mit unserer Tochter Ida nicht. Sie geht ja in die siebte Klasse auf dem Gymnasium und hat viele Hausaufgaben zu erledigen, und ich kriege sie kaum noch überredet, ihre Mama zu besuchen. Sie zieht sich vollkommen zurück. Gestern sagte sie, dass die Wunde an der Brust so übel riecht und dass sie das eklig findet. Dabei hat sie eigentlich ein besonders inniges Verhältnis zu meiner Frau. So langsam habe ich Angst, dass ich meine Frau nicht nach Hause holen kann, weil Ida sich so ablehnend verhält. Aber ich würde sie so gerne heimholen, sie liebt unser Haus und unseren Garten und würde sich daheim bestimmt viel wohler fühlen als hier. Natürlich müsste die Versorgung sichergestellt sein. Und meine Frau soll ja keine Schmerzen leiden. Oder sollen wir lieber über einen Platz in einem Hospiz nachdenken? Das ist alles so schrecklich, ich weiß gar nicht, wie das alles weitergehen soll. Aber jetzt möchte ich gerne wieder nach ihr schauen.« Sie begleiten Herrn Dreimüller ins Zimmer seiner Frau. Ihre Patientin liegt unruhig im Bett und Ihnen fällt auf, dass der Mund von Frau Dreimüller ganz trocken ist und die Lippen spröde sind.

20.2 Einordnung in das Curriculum und Pflegediagnosen

 In Tabelle 17 wird dargestellt, wie die problemorientierte Lerneinheit innerhalb der Rahmenlehrpläne zu verorten ist, welche Lernvoraussetzungen erforderlich sind und wie auf die Lerninhalte aufgebaut werden kann.

Tab. 17: Einordnung in das Curriculum

POL: Palliative Pflege am Beispiel einer 47-jährigen Frau mit Brustkrebs	
3. Ausbildungsdrittel	CE 08: Menschen in kritischen Lebenssituationen und in der letzten Lebensphase begleiten

Grad der situativen Anforderungen (vgl. Rahmenlehrpläne 2019, S. 21):

- hoher Grad an Pflegebedürftigkeit, also schwerste Beeinträchtigungen der Selbstständigkeit
- tägliches Auftreten von Verhaltensweisen und psychischen Problemlagen, die eine personelle Unterstützung erforderlich machen
- geringer Grad an Ressourcen, hoher Grad an Vulnerabilität
- gesundheitliche Instabilität mit Gefahr von Komplikationen (hohe Risikogeneigtheit)
- zu pflegende Menschen im Kontext von Gruppen, z. B. Familien mit z. T. divergierenden Perspektiven

Lernvoraussetzungen:

- CE 01–04
- Anatomie und Physiologie der weiblichen Brust
- Begleitung schwerstkranker und sterbender Menschen
- Grundsätze der verständigungs- und beteiligungsorientierten Gesprächsführung

Möglichkeiten zum spiralen Aufbau:
CE 08: Menschen in kritischen Lebenssituationen und in der letzten Lebensphase begleiten (z. B. ethische und juristische Aspekte von Therapiebegrenzung, Sterbefasten, Sterbehilfe)

 Pflegediagnosen, die im Zusammenhang mit diesem Fallbeispiel bearbeitet werden können, sind beispielsweise:

- Unterbrochene Familienprozesse: Veränderung in den familiären Beziehungen und/oder im Funktionieren der Familie.
- Machtlosigkeit: Wahrnehmung eines Mangels an Kontrolle über eine Situation, einschließlich der bewussten Wahrnehmung, dass die eigenen Handlungen keine signifikante Wirkung auf das Ergebnis haben.
- Fatigue: Ein überwältigendes, anhaltendes Gefühl der Erschöpfung und eine verminderte Fähigkeit, körperliche und geistige Arbeit auf gewohntem Niveau zu leisten.
- Angst: Unbestimmtes Gefühl des Unbehagens oder der Bedrohung, das von einer autonomen Reaktion begleitet wird (hier: vor dem Sterben)

- Gefahr einer geschädigten Mundschleimhaut: Risiko für eine Verletzung der Lippen, des Weichteilgewebes, der Mundhöhle und/oder des Mundrachenraums, welche die Gesundheit beeinträchtigen könnte.
- Mangelernährung: Nährstoffzufuhr, die den Stoffwechsel nicht deckt.
- Hautschädigung/Gewebeschädigung: Veränderte Epidermis (Oberhaut) und/oder Dermis (Lederhaut) (hier: exulzerierendes Mammakarzinom).
- Wissensdefizit: Fehlen oder Mangel an kognitiven Informationen bezogen auf ein bestimmtes Thema (hier: spezialisierte ambulante palliative Versorgung (SAPV))
- ...

20.3 Lernergebnisse/Ressourcen

Wissen: Die Auszubildenden ...

- beschreiben das Krankheitsbild Mammakarzinom und erläutern Risikofaktoren, Symptome, Diagnostik, therapeutische Verfahren (insbesondere die brusterhaltende Therapie) sowie Komplikationen bzw. Folgen der Erkrankung.
- erklären die Zusammenhänge zwischen dem Stadium der Erkrankung (TNM-Klassifikation), der geschilderten Situation und den daraus resultierenden Pflegediagnosen der Patientin.
- ...

Können: Die Auszubildenden ...

- erkennen Anzeichen für die typischerweise vorkommenden Pflegediagnosen, leiten entsprechende Pflegeinterventionen situationsgemäß daraus ab und beschreiben Pflegeergebnisse.
- versorgen exulzerierende Wunden.
- beraten den Ehemann in Bezug auf Möglichkeiten der ambulanten und stationären palliativen Versorgung seiner Frau.
- informieren den Ehemann über Angebote für Kinder krebskranker Eltern.
- ...

Einstellungen/Werte/Haltungen: Die Auszubildenden ...

- erkennen die Ängste der geschilderten Patientin und ihrer Familie und verhalten sich einfühlsam.
- sind bereit, religiöse und kulturelle Bedürfnisse wahrzunehmen und anzusprechen.
- ...

20.4 Zeitplanung und Zusatzelemente

 Für die gesamte Unterrichtseinheit sind 26 Unterrichtsstunden vorgesehen:

- 2–3 Std.: Erarbeitung der Siebensprung-Schritte eins bis fünf in der Kleingruppe
- 19–20 Std.: Eigenstudium einschl. Expertenbefragung
- 4 Std.: Schritt sieben in der Kleingruppe einschließlich Transferübungen

In das Eigenstudium ist eine Expertenbefragung mit einer Palliative-Care-Fachkraft vorgesehen, die in der spezialisierten ambulanten Palliativversorgung (SAPV) tätig ist. Um eine andere Perspektive kennenzulernen, bietet es sich auch an, eine ehrenamtliche Person eines Hospizvereins einzuladen und über ihre Tätigkeit berichten zu lassen.

Literatur- und Quellenverzeichnis

Achtenhagen, F.: Zur Operationalisierung von Schlüsselqualifikationen. In: Schlüsselqualifikationen kontrovers, hrsg. von Gonon, Ph., Aarau 1996: Sauerländer

Arnold, R.: Schlüsselqualifikationen aus berufpädagogischer Sicht. In: Kompetenzentwicklung durch Schlüsselqualifizierung, hrsg. von Arnold, R./Müller, H.-J., Hohengeren 1999: Schneider

Bögemann-Großheim, E./Brendel, S./Handgraaf, M.: Problem-based-Learning – eine pädagogische Antwort auf neue Herausforderungen in der Krankenpflege. In: Pflegepädagogik, Heft 2/1999, Basel: Friedrich-Reinhard

Bolzan, N./Heycox, K.: Use of an Issue-based Approach in Social Work Education. In: The challenge of Problem-based-Learning, hrsg. von Boud, D./Feletti, G., 2. Aufl., London 1997: Kogan Page

Bornhöft, G./Gross-Rollinger, C./Peters, K./Rützler, M.: Problemorientiertes Lernen (POL) im Grundstudium der Humanmedizin an der Universität Witten/Herdecke. In: Problem-based-Learning: Theory, Practice and Research, Zeitschrift für Hochschuldidaktik, hrsg. von Eitel, F./Gijselaers, W., 21. Jg., Heft 1/1997, Innsbruck-Wien: Studien Verlag

Bourns, I./Glen, S.: A new model for a new context. In: Problem-based-Learning in Nursing – A new model for a new context?, hrsg. von Glen, S./Wilkie, K.: Houndmills 2000: Macmillan Press

Deutsche Herzstiftung 2019: https://www.herzstiftung.de/pdf/presse/herzbericht-2018-dhs-pm-3.pdf (Zugriff am 12.04.2020)

Deutsche Lungenstiftung e.V. (Hrsg.) 2020: https://www.lungenaerzte-im-netz.de/krankheiten/bronchitis-akut/besonderheiten-bei-kindern/ (Zugriff am 12.04.2020)

DGKJ u. a.: Gesellschaft für pädiatrische Gastroenterologie und Ernährung (DGKJ), Deutschen Gesellschaft für Kinder- und Jugendmedizin (DGKJ), Berufsverband der Kinder- und Jugendärzte (BVKJ), Deutsche Gesellschaft für pädiatrische Infektiologie (DGPI), österreichische Gesellschaft für Kinder- und Jugendheilkunde (ÖGKJ), Deutsche Gesellschaft für Gastroenterologie, Verdauungs- und Stoffwechselstörungen (DGVS), Arbeitskreis »Krankenhaus & Praxishygiene« der AWMF, Deutschen Gesellschaft für Pflegewissenschaft e.V. (DGPW) (Hrsg.): S2k-Leitlinie akute infektiöse Gastroenteritis im Säuglings-, Kindes- und Jugendalter, überarbeitet 2019. Unter: https://www.awmf.org/uploads/tx_szleitlinien/068-003l_S2k_AGE-Akute-infektioese-Gastroenteritis-Saeuglinge-Kinder-Jugendliche-2019-05.pdf (Zugriff am 12.04.2020)

DGNM und DGVS: Deutsche Gesellschaft für Neurogastroenterologie und Motilität (DGNM) und Deutschen Gesellschaft für Verdauungs- und Stoffwechselkrankheiten (DGVS): S2k-Leitlinie Chronische Obstipation: Definition, Pathophysiologie, Diagnostik und Therapie, 2013. unter: https://www.awmf.org/uploads/tx_szleitlinien/021-019l_S2k_Chronische_Obstipation_2013-06-abgelaufen.pdf (Zugriff am 12.04.2020)

Dohmen, G.: Das lebenslange Lernen – Leitlinien einer modernen Bildungspolitik, hrsg. vom Bundesministerium für Bildung, Wissenschaft, Forschung und Technologie, Bonn 1996

Döring, R.: Ersetzen Schlüsselqualifikationen das Wissen? In: Schlüsselqualifikationen kontrovers, hrsg. von Gonon, Ph.: Aarau 1996: Sauerländer

Dörner, D.: Problemlösen als Informationsverarbeitung, 3. Aufl., Stuttgart 1987: Kohlhammer

Dreymüller, V./Grandjean, J./Magar, E. M./Wodraschke, G.: Pflegen können. Ein Curriculum für die theoretische Ausbildung in der Krankenpflege, 2. Aufl., Freiburg im Breisgau 1993: Lambertus

Drinan, J.: The limits of Problem-based-Learning. In: The challenge of Problem-based-Learning, hrsg. von Boud, D./Feletti, G., 2. Aufl., London 1997: Kogan Page

Dubs, R.: Schlüsselqualifikationen – werden wir um eine Illusion ärmer? In: Schlüsselqualifikationen kontrovers, hrsg. von Gonon, Ph., Aarau 1996: Sauerländer

Engel, C.-E.: Not just a method but a way of learning. In: The challenge of Problem-based-Learning, hrsg. von Boud, D./Feletti, G., 2. Aufl., London 1999: Kogan Page

Gerstenmaier, J./Mandl, H.: Wissenserwerb unter konstruktivistischer Perspektive, Zeitschrift für Pädagogik, 41/1995: Beltz

Gibbon, C.: Preparing for Implementing Problem-based-Learning. In: Problem- based-Learning in Nursing – A new model for a new context?, hrsg. von Glen, S./Wilkie, K., Houndmills 2000: Macmillan Press

Glen, S./Wilkie, K. (Hrsg.): Problem-based-Learning in Nursing – A new model for a new context?, Houndmills 2000, Macmillan Press

Gudjons, H.: Handlungsorientiert lehren und lernen – Schüleraktivierung, Selbsttätigkeit, Projektarbeit, 6. Aufl., Bad Heilbrunn 2001: Julius Klinkhard

Hafler, J.: Case Writing: Case Writers' Perspectives. In: The challenge of Problem-based-Learning, hrsg. von Boud, D./Feletti, G., 2. Aufl., London 1997: Kogan

Hentig, H. von: Das allmähliche Verschwinden der Wirklichkeit, München 1984: Hanser

Herdman, T.H./Kamitsuru, S.: NANDA International, Inc. Pflegediagnosen: Definitionen und Klassifiaktion 2015-2017, Kassel 2016: Recom

Heursen, G.: Kompetenz – Performanz. In: Pädagogische Grundbegriffe, hrsg. von Lenzen, D., Bd. 2, 4. Aufl., Reinbek bei Hamburg 1997: Rowohlt

Hundenborn, G.: Fallorientierte Didaktik in der Pflege, München und Jena 2007: Elsevier

Jank, W./Meyer, H.: Didaktische Modelle, 3. Aufl., Berlin 1994: Cornelsen

Kaiser, A.: Sinn und Situationen, Grundlinien einer Didaktik der Erwachsenenbildung, Bad Heilbronn 1985: Klinkhardt

Kaiser, H.: Wirksame Ausbildungen entwerfen, Das Modell der konkreten Kompetenzen, Bern 2005: hep-Verlag

Kayser, F. H./Bienz, K./Eckert, J./Zinkernagel, R. M.: Medizinische Mikrobiologie, 9. Aufl., Stuttgart 1998: Fischer

Klauser, F.: Problem-Based-Learning – Ein curricularer und methodischer Ansatz zur innovativen Gestaltung der kaufmännischen Ausbildung. In: Zeitschrift für Erziehungswissenschaft, 1. Jg., Heft 2/1998, Leverkusen: Leske und Budrich

Kohler, B.: Problemorientierte Gestaltung von Lernumgebungen, Weinheim 1998: Deutscher Studien Verlag

Kommission der Europäischen Gemeinschaften (Hrsg.): Arbeitsdokument der Informationsdienststellen – Memorandum über lebenslanges Lernen, Brüssel 2000: Selbstverlag

Labudde, D./Bohn, R./Martens, I./Teetz, I.: Veränderte Konzepte in der Pflegeausbildung – Problemorientiertes Lernen Teil 1 und 2., In: Pflegepädagogik, Heft 2/1999, Basel: Friedrich-Reinhard

Landespflegekammer Rheinland-Pfalz: Weiterbildungsordnung, 2019. Unter: file:///C:/Users/User/Downloads/WBO_gesamt%20Titel.pdf (Zugriff am 12.04.2020)

Landwehr, N.: Schlüsselqualifikationen als transformative Fähigkeiten. In: Schlüsselqualifikationen kontrovers, hrsg. von Gonon, Ph., Aarau 1996: Sauerländer

Leitlinienprogramm Onkologie der Arbeitsgemeinschaft der Wissenschaftlichen Medizinischen Fachgesellschaften e.V. (AWMF), Deutschen Krebsgesellschaft e.V. (DKG) und Deutschen Krebshilfe (DKH) (Hrsg.): S3-Leitlinie Diagnostik, Therapie und Nachsorge des Larynxkarzinoms, 2019. Unter: https://www.awmf.org/uploads/tx_szleitlinien/017-076OL1_S3_Larynxkarzinom_2019-11.pdf (Zugriff am 12.04.2020)

Lenzen, D. (Hrsg): Pädagogische Grundbegriffe Band 2, Reinbek bei Hamburg 1995: Rowohlts

Long, G./Grandis, S.: Introducing Enquiry-based-Learning into Preregistration Nursing Programmes. In: Problem-based-Learning in Nursing – A new model for a new context?, hrsg. von Glen, S./Wilkie, K., Houndmills 2000: Macmillan Press

Moust, J. H./Bouhouijs, P. A. J./Schmidt, H. G.: Problemorientiertes Lernen, Wiesbaden 1999: Ullstein Medical

Mutschler, E.: Arzneimittel-Wirkungen. Lehrbuch der Pharmakologie und Toxikologie, 5. Aufl., Stuttgart 1996: Wissenschaftliche Verlagsgesellschaft mbH

Pfaff, M.: Problemorientiertes Lernen, Weinheim 1997: Chapman & Hall

Rahmenlehrpläne der Fachkommission nach § 53 PflBG, 2019. Unter: https://www.bundesgesundheitsministerium.de/fileadmin/Dateien/3_Downloads/P/Pflegeberufegesetz/2019_pflgb_rahmenplaene-der-fachkommission.pdf (Zugriff am 12.04.2020)

Rauner, F.: Entwicklungslogisch strukturierte Curricula: Vom Neuling zur reflektierten Meisterschaft. In: Zeitschrift für Berufs- und Wirtschaftspädagogik, 95. Jg., Nr. 03/1999, 424-446

Reetz, L.: Schlüsselqualifikationen aus bildungstheoretischer Sicht. In: Kompetenzentwicklung durch Schlüsselqualifizierung, hrsg. von Arnold, R./Müller, H.-J., Hohengeren 1999: Schneider

Reetz, L.: Zum Begriff der Schlüsselqualifikation. In: Schlüsselqualifikation – Selbstorganisation – Lernorganisation, hrsg. von Beiler, J./Lumpe, A./Reetz, L., Hamburg 1994: Feldhaus

Reetz, L.: Zur Bedeutung der Schlüsselqualifikationen in der Berufsausbildung. In: Schlüsselqualifikationen. Fachwissen in der Krise? Hrsg. von Reetz, L./Reitmann, Th., Hamburg 1990: Feldhaus

Robert Koch-Institut Berlin 2014: Empfehlungen zur Prävention und Kontrolle von Methicillinresistenten Staphylococcus aureus-Stämmen (MRSA) in medizinischen und pflegerischen Einrichtungen. Bundesgesundheitsbl 2014. Unter: https://www.rki.de/DE/Content/Infekt/Krankenhaushygiene/Kommission/Downloads/MRSA_Rili.pdf?__blob=publicationFile (Zugriff am 29.07.2020)

Robert Koch-Institut Berlin 2020: Staphylokokken-Erkrankungen, insbesondere Infektionen durch MRSA. RKI-Ratgeber. Unter: https://www.rki.de/DE/Content/Infekt/EpidBull/Merkblaetter/Ratgeber_Staphylokokken_MRSA.html;jsessionid=C6C0850F84457266C08748D5EB6A268B.internet122#doc2373986bodyText4 (Zugriff am 29.07.2020)

Schewior-Popp, S.: Handlungsorientiertes Lehren und Lernen für Pflege- und Rehabilitationsberufe, Stuttgart 1998: Thieme

Seyd, W.: Berufsbildung: handelnd lernen, lernend handeln: Situation und Perspektive der beruflichen Aus- und Weiterbildung; handlungsorientierte Gestaltung von Lernsituationen, Hamburg 1994: Feldhaus

Spiro, R. J./Jehng, J. C.: Cognitive flexibility and hypertext. In: Cognition, education and multimedia, hrsg. von Nix, D./Spiro, R. J., Hillsdale 1990: Erlbaum

Stark, R./Graf, M./Renkl, A./Gruber, H./Mandl, H.: Förderung von Handlungskompetenz durch geleitetes Problemlösen und multiple Lernkontexte. In: Zeitschrift für Entwicklungspsychologie und Pädagogische Psychologie, Band XXVII, Heft 4/1995, Göttingen: Hogrefe und Huber, S. 289–309

Statista 2017. Unter: https://de.statista.com/statistik/daten/studie/182669/umfrage/hueftgelenksoperationen-in-ausgewaehlten-oecd-laendern/ (Zugriff am 12.04.2020)

Vernon, D. T. A./Blake, R. L.: Does Problem-based-Learning Work? A meta analysis of Educative Research. In: Academic Medicine, 68, Heft 7/1993: Lippincott Williams and Wilkins

Werning, R./Kriwet, I.: Problemlösendes Lernen. In: Pädagogik, Heft 10/1999, Weinheim: Beltz

Werning, R.: Konstruktivismus – Eine Anregung für die Pädagogik, In: Pädagogik, Heft 7–8/1998, Weinheim: Beltz

Widmer, A. F./Heeg, P.: Isolierung und Distanzierung – Evidenz und Praxis. In: Krankenhaus- und Praxishygiene, hrsg. von Kramer, A./Heeg, P./Botzenhart, K., München 2001: Urban & Fischer

Wilkie, K.: The nature of Problem-based-Learning. In: Problem-based-Learning in Nursing – A new model for a new context?, hrsg. von Glen, S./Wilkie, K., Houndmills 2000: Macmillan Press

Wolf, H.-D.: Demografische Entwicklung und soziale Sicherungssysteme (Vortrag vom 03.02.2000 beim Gießener Arbeitskreis für wirtschaftspolitische Studien an der Justus-Liebig-Universität Gießen). In: Die Sozialversicherung, Heft 05/2000, Heidelberg: Adolf-Rausch

Zentrum für Krebsregisterdaten 2019. Unter: https://www.krebsdaten.de/Krebs/DE/Content/Krebsarten/Brustkrebs/brustkrebs_node.html (**Zugriff am 12.04.2020**)

Stichwortverzeichnis

A

Aktivitätsspielraum 58
Anchored Instruction 48
Ansätze, konstruktivistische 46
Anwendungsaufgabe 30–31
Aufgaben 17
Aufgabentypen 30
Ausgangsbedingungen 41
Auswahl 111

B

Befragung 83
Begriffe geklärt 28
berufliche Handlungskompetenz 23
Berufliche Handlungskompetenz 54
beruflicher Handlungskompetenz 59
Bibliothek 44
Bibliotheken 96
Binnendifferenzierung 100
Brainstorming 28, 34, 78, 84, 102, 107

C

Cognitive Apprenticeship 48–49
Cognitive Flexibility 48, 50
Cognitive-Flexibility-Theorie 22
Curriculum 41, 43, 65, 110

D

Diskussionsaufgabe 30
Diskussionsleiter 29
Dispositionsspielraum 58
Dozenten 97, 104

E

Ebene der Metatheorien 57
Ebene der schulpädagogisch-
  didaktischen Theorien 57
Ebene der Theorien des Denkens,
  Lernens und der Entwicklung 57
Eigenarbeit 29
Eigenstudium 79, 85, 107
elaborierte Wissensbasis 56
Enquiry-based-Learning 31
Entscheidungsspielraum 58
Ergebnisevaluation 86
Ergebnispräsentation 107
Essen und Trinken 118, 122
Evaluierung 80
Evidence-based-Nursing 32
Exemplarität 44, 70
Exkursion 104
Experten befragen 28
Expertenbefragung 104

F

Fachcurriculum 71
Fachhochschule Neubrandenburg 42
Fachkompetenz 59
Fachwissen 56
fading 50
Fallbeispiel 34, 62, 68, 78, 80, 84, 114
Fallbeispiel, Konstruktion 63
Fallbeispiele 36, 64–65
Fragebogen 109
Funktionen, aufgabenorientiert 29
Funktionen, gruppenorientiert 29

G

Gesprächsleiter 29, 34, 84
Gruppenarbeit 55
Gruppenzusammenstellung 100

H

Hamburger Verständlichkeitsmacher 63
Hamilton/Ontario 24
Handlungskompetenz 19, 22
handlungsorientierter Unterricht 56
Harvard Medical School 64
Häufigkeit 44, 70
Hintergrundwissen 23
Humbold-Universität Berlin 24

I

Implementierung 41
Infektion, nosokomial 74–75
Inhaltsentscheidungen 67
Interaktion 27
Interaktionsspielraum 58
Internetarbeitsplätze 96
Internet-Arbeitsplätze 44, 96
Isolierung 74
Issue-based-Learning 35

K

Katholischen Klinikum in Koblenz 93
Katholisches Klinikum Marienhof-St. Josef 71
Kenntnisaufgaben 22
Klärung unklarer Begriffe 102, 106
Kleingruppe 29
Klinikum Neubrandenburg 42
Kommunikationsfähigkeit 27
Kompetenz 51
Kompetenz, personal 32
Kompetenz, sozial 32
Kompetenz, transformativ 54
Kompetenzbegriff 53
Kompetenzen, persönlich 25
Kompetenzen, sozial 25
Kompetenzentwicklung 51
Konstruktivismus 46
Konstruktivismus, gemäßigt 47
Konstruktivistisch 47
konstruktivistisch, radikal 47
Kooperationsfähigkeit 32
Kopiensammlungen 99

L

Lehr-/Lernziele 65, 75

Lehrerrolle 43
Lehrerrolle, traditionelle 21
lehrtheoretische Ansätze 45
Leistungskontrolle 36
Lernbegleiter 110
Lernberater 21
Lernen, exemplarisch 18
Lernen, kompetenzentwickelnd 20
Lernen, lebenslang 20–21, 32
Lernen, problemlösend 18–20
Lernen, problemorientiert 23
Lernfähigkeit 20
Lerngruppe 29
Lernkontext, uniform 22
Lernkontrolle 78, 82, 86
Lerntext 62
lerntheoretische Ansätze 45
lerntheoretischer Begründungsrahmen 45
Lernumgebungen 43, 110
Lernvoraussetzungen 67, 71–72, 96–97
Lernziele 28, 66, 68, 79, 85
Lernzielformulierung 103

M

Maastricht 24, 26
McMaster University 24
Mediothek 44
Mentoren 44
Methicillin-resistenter Staphylococcus aureus 73
Methode 40
Methode, komplementär 93
Methodenkompetenz 53, 59, 97
Methodologie 37, 40
modeling 49
Modell einer vollständigen Handlung 59
Modellprojekt 41
Modellstudiengang 24
Module 27
MRSA 70, 74, 76
MRSA-Infektion 70
MRSA-infiziert 70
MRSA-Kolonisation 70
MRSA-kolonisiert 70

N

Nicht-Trivialität 46

O

Objective structured assessment 108
OSCA 108

P

PBL 23
Persönlichkeitskompetenz 59
POL-Planung 101
praktische Übungen 125
Praktische Übungen 105
Präsentation 86
Praxisanleiter 44, 66
Primärerfahrungen 57
Problem 17
Problemanalyse 28, 102, 107
Problemaufgabe 30, 76, 84
Problem-based Learning 23
Problemdarstellung 28
Problemdefinition 102, 106
Probleme, lösbare 18
Probleme, unlösbar 19
Probleme, unlösbare 18
Problemlöseaufgaben 21–22
Problemlösefähigkeit 21
Problemlösefähigkeiten 32
Problemlösen, geleitet 22
Problemlösungsfähigkeit 22
Problemlösungsstrategien 25
Problemorientierte
 Unterrichtseinheiten 113
Projektarbeit 59
Projektunterricht 56
Protokollant 34
Protokollanten 29
Prozessevaluation 88, 108
Prüfungsbedingungen 41
Prüfungsmodalitäten 41

Q

Qualifikation 51

R

Rahmenbedingungen 71, 95, 97
Reader 27, 99
Resistenzen 73
Ressourcen, personell 44
Robert Koch-Institut 74

S

Sachkompetenz 26, 37, 53
scaffolding 50
Schlüsselqualifikation 51
Schlüsselqualifikationen 54
Schlüsselqualifizierung 51
schulpädagogisch-didaktisch 57
Schulstationen 59
Sekundärerfahrungen 57
Selbstevaluation 25
Selbstkompetenz 37, 53
Selbstreferenzialität 46
Selbstreflexion 26
Selbstständigkeit 25, 32
Selbststudium 28, 34
Siebensprung 24, 28
Siebensprung, erweitert 101
Southampton-Prozess 34
Sozialkompetenz 26, 37, 53, 59
Spezialist, klinischer 64–66
Strategieaufgabe 30–31
Strukturdeterminiertheit 46
Strukturorientierung 18
Studienaufgabe 30–31
Stundenanteil 111
Stundenanteil problemorientierter
 Lerneinheiten 110
Stundenbedarf 99
Stundenplan 99
Synthetisieren 29
Synthetisierung 105
Systematische Vertiefung 102
Szenario 80, 84

T

Teamarbeit 27, 33
Transfer 31, 49, 51, 68, 87
Transferaufgaben 22
Trigger 62
Triggermaterial 36
Tutor 27, 29, 34, 36, 38, 44
Tutorenleitfaden 35, 65
Tutoren-Leitfaden 81

U

Übungsfirmen 59
Umsetzungsformen 26
Universität Bochum 24
Universität Hamburg 24
Universität Limburg 24

Universität Witten-Herdecke 24
University of New South Wales 26, 35
University of Southampton 26, 31, 33
Unterrichtsgruppe 29
Unterrichtsmethode,
 komplementär 92
Unterrichtsräume 44
Unterrichtsthemen 111
Unterstützung, instruktional 22, 37, 50, 77
Unterstützung, instruktionale 51

V

vollständige Handlung 59

Vorkenntnisse 67, 73, 114

W

Wichtigkeit 44, 70
Wissen, träges 49
Witten-Herdecke 26

Z

Zeitplanung 117